JÖRG PANTEL

Abnehmen mit Bachblüten

Blockierte Seelenzustände erkennen – Wunschgewicht erreichen

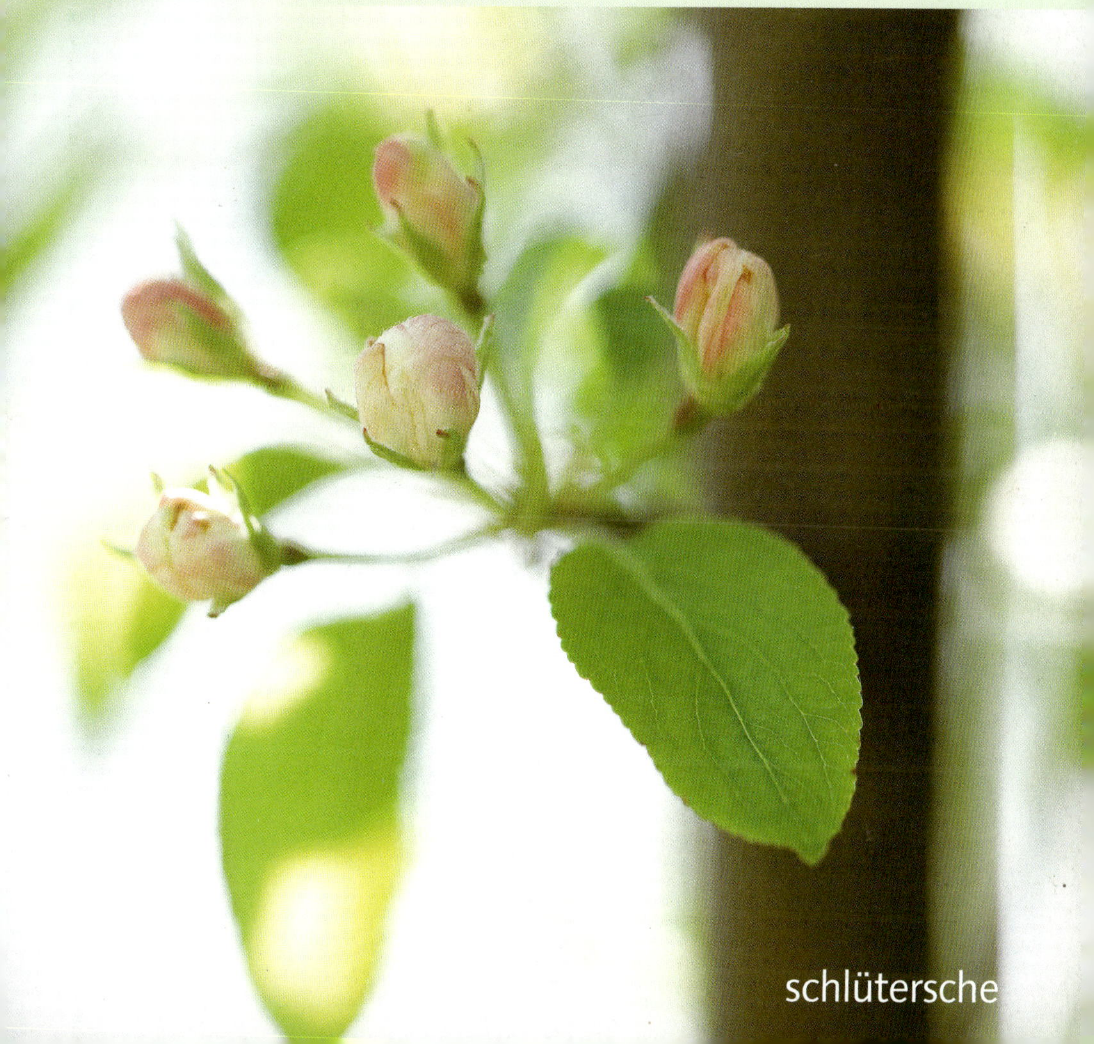

schlütersche

4	**VORWORT**
7	**ÜBERGEWICHT AUS SICHT DER BACHBLÜTEN-THERAPIE**
8	Geben Sie die Diätmentalität auf
9	Warum Diäten nicht funktionieren
12	Die tieferen Ursachen von Übergewicht
12	Überessen als Prägung
16	Essen als Kompensation negativer Gefühle
18	Essen als gesellschaftliches Ritual
20	Übernehmen Sie Verantwortung für Ihr Übergewicht
21	Erleichtern Sie sich
22	Schreiben Sie sich alles Belastende von der Seele
24	Schlucken Sie den Ärger nicht herunter
24	Legen Sie Ihren Panzer ab
27	**BACHBLÜTEN – WICHTIG ZU WISSEN**
28	Leben und Wirken von Dr. Edward Bach
33	Was sind Bachblüten?
34	Herstellung
34	Wirkung
38	Einnahme
43	**DIE BACHBLÜTEN UND IHRE WIRKUNGEN**
44	38 Bachblüten von A–Z

95 MIT BACHBLÜTEN GESUND UND SCHLANK
- 96 Wie helfen Bachblüten beim Abnehmen?
- 99 Abnehmblockaden und hilfreiche Bachblüten im Überblick
- 103 Welche Bachblüten helfen Ihnen beim Abnehmen?
- 127 Was für ein Esstyp sind Sie und welche Bachblüte hilft Ihnen?
- 127 Der Kummer-Esser
- 128 Der Belohnungs-Esser
- 128 Der „Batterie leer"-Esser
- 128 Der Schnell-Esser
- 130 Der Langeweile-Esser
- 130 Der Gewohnheits-Esser
- 130 Der Stress-Esser
- 131 Der „Schutzschicht"-Esser
- 131 Der Frust-Esser

133 ABNEHMEN – ABER SINNVOLL!
- 134 Die gesunde Ernährung
- 135 Wichtige Ernährungsregeln auf einen Blick
- 136 Wie Sie Bachblüten in eine gesunde, leichte Ernährung integrieren
- 138 Leckere Rezeptideen

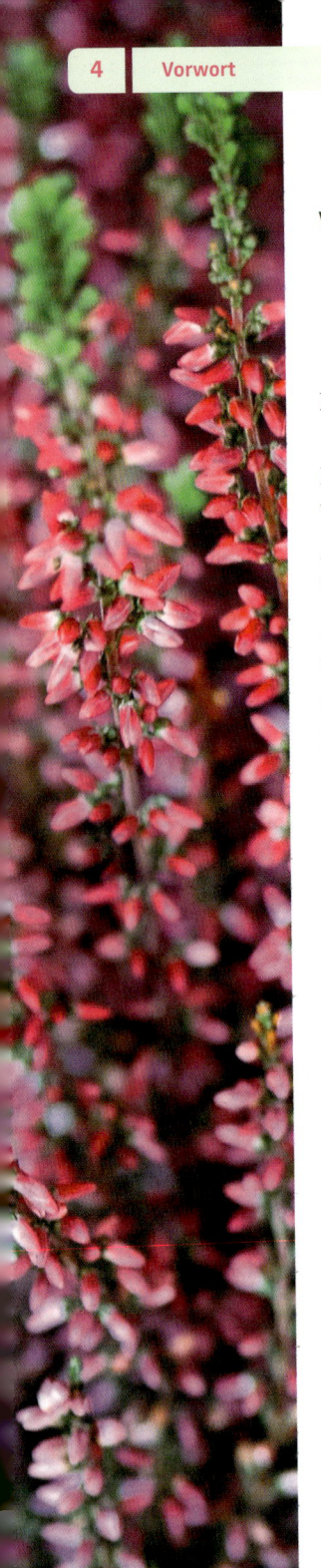

VORWORT

Liebe Leserin, lieber Leser,

Diätvorschriften gibt es reichlich, Ernährungsratgeber ebenso. Wären sie auf Dauer hilfreich, dann müssten nicht immer neue Anweisungen veröffentlicht werden. In der Praxis zeigt sich, dass Übergewicht und falsches Ernährungsverhalten nicht einfach als „Laster", Willensschwäche oder dumme Angewohnheit zu verstehen sind. Vielmehr haben die meisten Betroffenen gute Gründe für ihr Verhalten. Diese sind vielfältig und oft sehr tief in der Persönlichkeit verankert.

Die Ausgangslage ist immer ein Mangel, der durch Essen und Gewichtszunahme kompensiert, also ausgeglichen werden soll. Das Zuwenig auf der einen Ebene führt zu einem Zuviel auf der anderen. Ein Mangel an Liebe, an Aufmerksamkeit, an Freude und Zufriedenheit, aber auch an Zeit oder innerer Ruhe kann zu einem ständigen Hungergefühl und dem Bedürfnis führen, übermäßig zu essen. Zudem bestimmen zahlreiche Prägungen große Teile unseres Daseins, die auf einer unbewussten oder zumindest wenig bewussten Ebene verschiedene Verhaltensmuster auslösen.

Voraussetzung für ein gesundes und nachhaltiges Abnehmen ist daher aus den genannten Gründen immer die Auseinandersetzung mit der Frage, wonach es uns eigentlich hungert. Daher scheitern die meisten Versuche, das Körpergewicht zu reduzieren, weil Ernährungsratgeber nur selten die Ursachen berücksichtigen und deswegen nur an der Oberfläche wirken und keine nachhaltigen Veränderungen hervorrufen können.

Nach der Veröffentlichung meines Buches „Ganzheitlich schlank mit Schüßler-Salzen" freue ich mich, nun ergänzend von den Anwendungsmöglichkeiten der Bachblüten berichten zu dürfen, denen eine wesentliche Rolle bei der Reduzierung des Körpergewichts zukommt. Während bei der Behandlung mit den Schüßler-Salzen das energetische und emotionale System Mensch auch in seiner materiellen Struktur berücksichtigt wird, orientiert sich die Therapie mit Bachblüten fast ausschließlich an den Wesensmerkmalen der betroffenen Personen.

„Übergewicht kann man als Mangel verstehen – an Aufmerksamkeit, Liebe oder Zufriedenheit."

Übergewicht ist ein Symptom, und Symptome geben uns wertvolle Hinweise auf unser Befinden und den vorherrschenden Mangel: Wir fressen etwas in uns hinein, müssen alles Mögliche schlucken, legen uns einen Schutzpanzer zu, erscheinen gewichtig oder versuchen es zumindest.

Gerade in den reichsten Gesellschaften leben die dicksten Menschen. Fettleibigkeit ist nicht zuletzt auch ein Abbild unseres Gesellschaftssystems und unserer Art zu leben. Das Glück bleibt dabei auf der Strecke.

Abnehmen funktioniert genau dann, wenn es mit einer gewissen Leichtigkeit, mit Unbeschwertheit und Loslassen einhergeht, und zwar nicht nur auf der körperlichen Ebene. Was nutzt Ihnen ein schlanker Körper, wenn Sie sich innerlich verzehren? Durch Lösung und Erlösung werden Sie die Schwere überwinden und Erleichterung finden.

Die Behandlung mit Bachblüten ist eine wirksame Methode, konditioniertes Verhalten und blockierende Lebenseinstellungen zu ändern und Belastungen zu überwinden. Sie bringen uns in Kontakt mit unserem eigentlichen Wesen und unseren Potenzialen. Sie wecken unsere Lebensfreude und Lebendigkeit – die Voraussetzung für ein Leben in einem gesunden und – wenn Sie möchten – schlanken Körper.

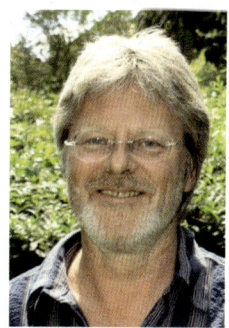

Ihr
Jörg Pantel

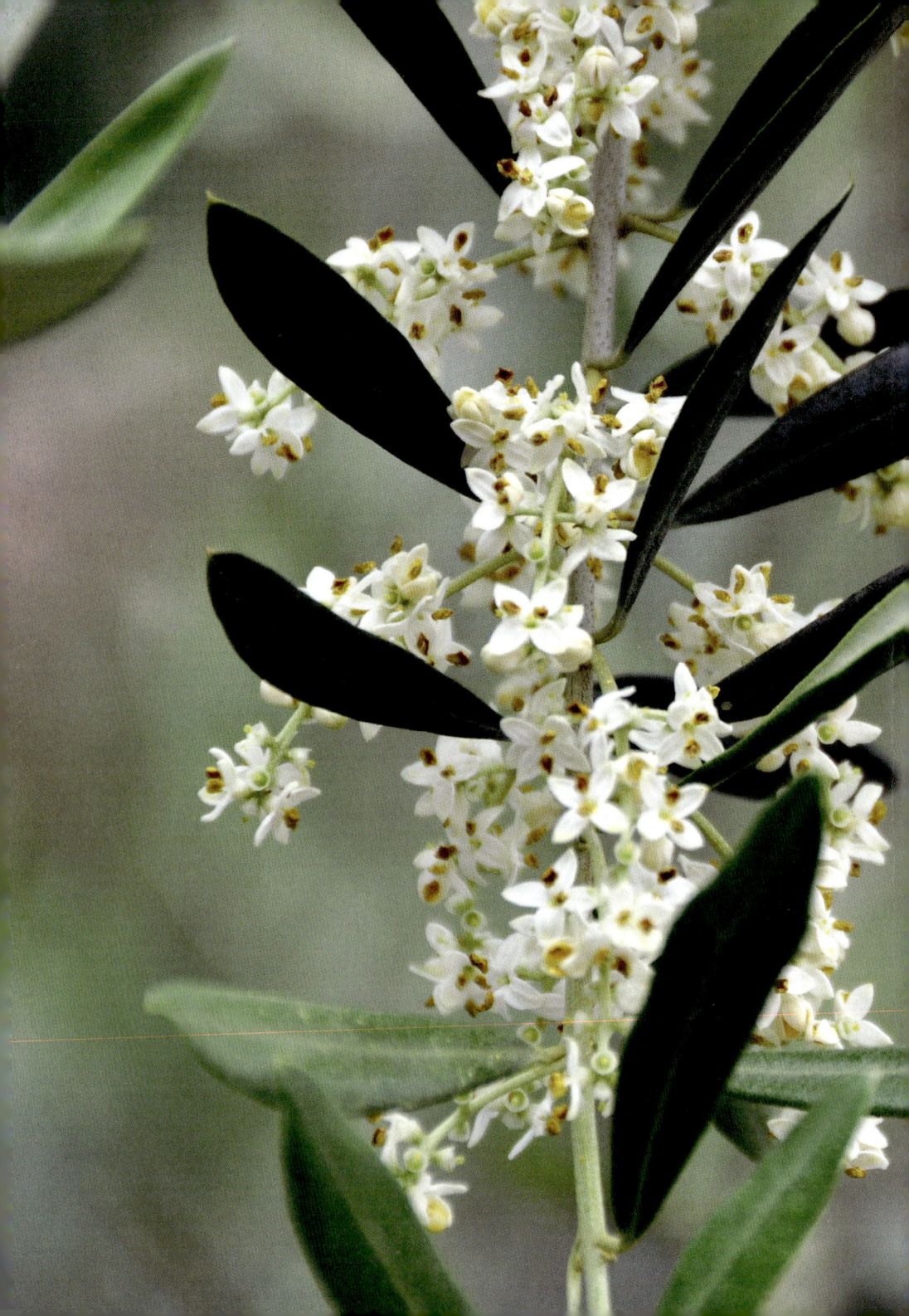

ÜBERGEWICHT AUS SICHT DER BACHBLÜTEN-THERAPIE

Wenn wir abnehmen möchten, kämpfen wir meist ganz konkret auf der körperlichen Ebene gegen die überflüssigen Pfunde. Unser Körper ist jedoch lediglich das Abbild unseres inneren Wesens, ein Ausdruck unseres Selbst. In diesem Kapitel lernen Sie die tieferen, eigentlichen Ursachen für Ihr Übergewicht kennen und erfahren, wie sich deren Überwindung positiv auf Ihr Gewicht auswirken kann.

Geben Sie die Diätmentalität auf

Wenn Sie mit überflüssigen Pfunden kämpfen, haben Sie vielleicht schon eine oder mehrere Diäten durchgeführt und nach jeder Diät wieder zugenommen. Sie haben die Erfahrung gemacht, dass eine Diät oder Schlankheitspillen keinen geeigneten Weg darstellen, dauerhaft abzunehmen und das Gewicht auch zu halten. Im Gegenteil, alle Untersuchungen zeigen: Diäten sind ein Garant dafür, dass Sie übergewichtig bleiben.

Aus meiner langjährigen Praxiserfahrung als Heilpraktiker weiß ich, dass eine Diät, die mehr als ein Kilo Fett Gewichtsabnahme pro Woche verspricht, unrealistisch ist. Jede Diät, die bei dem komplexen Bedarf unseres Körpers nur einseitige Kost anbietet, ist ungesund und führt zu einem Nährstoffmangel. Und jede Diät, von 0 Kalorien bis FDH, bedeutet, langfristig zu hungern und einen Mangel zu produzieren. Um diesen wieder auszugleichen, wird der Organismus gierig zuschlagen, sobald wieder „ausreichend" Nahrung vorhanden ist. Und zur Sicherheit – es könnte ja mal wieder eine Hungersnot kommen – legt er noch einen zusätzlichen Vorrat an. Das, was mit so großen Hoffnungen auf die Traumfigur begonnen hat, endet mit Frustration, Schuldgefühlen und dem Gefühl der Unfähigkeit, erfolgreich und dauerhaft abnehmen zu können.

Wenn Sie sich seit Jahren mit Gewichtsproblemen herumschlagen, können Sie sich zwar bei entsprechender Härte und Konsequenz jedes Mal aufs Neue beweisen, dass Abnehmen klappt. Sie werden aber nach der Diät meist genauso schnell oder gar noch schneller wieder zunehmen – schuld daran ist der sogenannte Jo-Jo-Effekt: Der Körper schaltet bei einer Diät auf Sparflamme. Er tut dies, um überleben zu können, das heißt, er stellt sich darauf ein, weniger gut versorgt zu werden: Der Stoffwechsel wird gedrosselt und versucht, mit der reduzierten Nahrung auszukommen. Nach zwei bis drei Wochen Diät kommen wir bei-

> **!** Jede Diät, die mehr als ein Kilo Fett Gewichtsabnahme pro Woche verspricht, ist unrealistisch.

spielsweise mit 1000 Kalorien aus, obwohl wir vor der Diät 2000 Kalorien benötigten, um das Gewicht zu halten. Das bedeutet: Will man das nun gesenkte Gewicht auch nach der Diät halten, muss man das Kalorienlimit senken und darf nicht mehr so viel essen wie früher.

> **!**
> Will man das gesenkte Gewicht auch nach der Diät halten, muss man das Kalorienlimit weiterhin gesenkt halten.

Warum Diäten nicht funktionieren

Viele Menschen sehen in Diäten das einzige Mittel, das ihnen beim Abnehmen helfen kann. Von dieser Überzeugung leben ganze Industriezweige, und sie leben deshalb so gut davon, weil Abnehmen auf diese Art und Weise eben nicht funktioniert. Dafür gibt es eine Reihe von Gründen:

- Fast jede Diät produziert einen Mangel, der irgendwann, nach Tagen oder Wochen, wieder ausgeglichen werden muss. Viele Menschen halten diszipliniert ihre Diät durch, um danach endlich wieder normal essen zu können. Der Misserfolg ist vorprogrammiert: Ihr Organismus stellt während der Diät auf Sparflamme um und kommt mit der Zeit mit viel weniger Kalorien aus. Um künftigen Notzeiten (= Diäten) vorzubeugen, tendiert der Körper dann dazu, Vorräte (= Polster) anzulegen, auf die er dann gegebenenfalls zurückgreifen kann.
- Meist sind unsere Speisen nicht das eigentliche Problem, sondern die Art und Weise, wie wir sie zu uns nehmen. Denn im Grunde kann alles, was wir über die Maßen in uns hineinstopfen, zu Übergewicht führen. Einen wichtigen Faktor dabei stellen auch die Nahrungsmittel dar, die wir zwischendurch essen, obwohl wir keinen Hunger haben.
- Die Einstellung „Dick sein ist schlecht, schlank sein ist gut" führt dazu, dass Sie sich selbst ablehnen und abwerten und nicht so akzeptieren, wie Sie sind. Misserfolge oder Rückschläge verstärken diese Einschätzung – die beste Garantie dafür, übergewichtig zu bleiben, weil meist mit Essen darauf reagiert wird, was sowohl Trost, Trotz oder Bestrafung zum Ausdruck

bringen kann: Wenn Sie nicht erfolgreich Diät halten, entwickeln sich Schuldgefühle und Sie bestrafen sich durch Essen – Verbote und Zwang führen zu Rebellion und Trotz, und die machen dann erst recht großen Appetit.
- Bei Erfolg oder Misserfolg („Die Diät bringt nix!") lehnen Sie die Verantwortung für sich selbst ab und schieben sie nicht nur den Diät-Ratgebern zu, sondern geben ihnen gleichzeitig Macht über Ihr Essverhalten. Sie liefern sich Ihren Diäten aus und geben damit ein Stück Ihrer Persönlichkeit ab.
- Diäten verhindern die Entwicklung des Nahrungsinstinkts, denn Sie essen, was vorgeschrieben wird, und nicht unbedingt das, was Ihnen schmeckt oder was bekömmlich und gesund für Sie ist oder was Ihr Körper benötigt.
- Diäten helfen nicht dabei zu erkennen, wann Sie wirklich hungrig und wann Sie gesättigt und zufrieden sind. Es besteht die Gefahr, dass Sie lernen oder darin bestätigt werden, Ihren Körper und sich selbst abzulehnen.
- Bei den meisten Diäten sind die Nahrungsmittel verboten, die man gern isst. Mit zunehmender Dauer der Diät entsteht ein Heißhunger darauf und macht die anfänglichen Erfolge schnell wieder zunichte.

> **!**
>
> Dauerhaft abnehmen können Sie, wenn Sie die Diät nicht als Lösung für Ihr Gewichtsproblem ansehen.

Dauerhaft abnehmen und Ihr Gewicht zu halten gelingt dann, wenn Sie Diäten – gleich welcher Form – nicht als Lösung für Gewichtsprobleme ansehen.

Machen Sie sich klar, wo die tiefen Ursachen für Ihr Gewichtsproblem liegen. Hierzu gebe ich Ihnen im folgenden Kapitel einige gedankliche Anstöße. Geben Sie anschließend die Diätmentalität auf. Eignen Sie sich stattdessen natürliche und gesunde Ess- und Ernährungsgewohnheiten an. Achten Sie auf das, was Ihr Körper verlangt und wirklich benötigt.

Unterstützen können Sie diesen Prozess – einen regelrechten Lernprozess – wirksam durch Bachblüten.

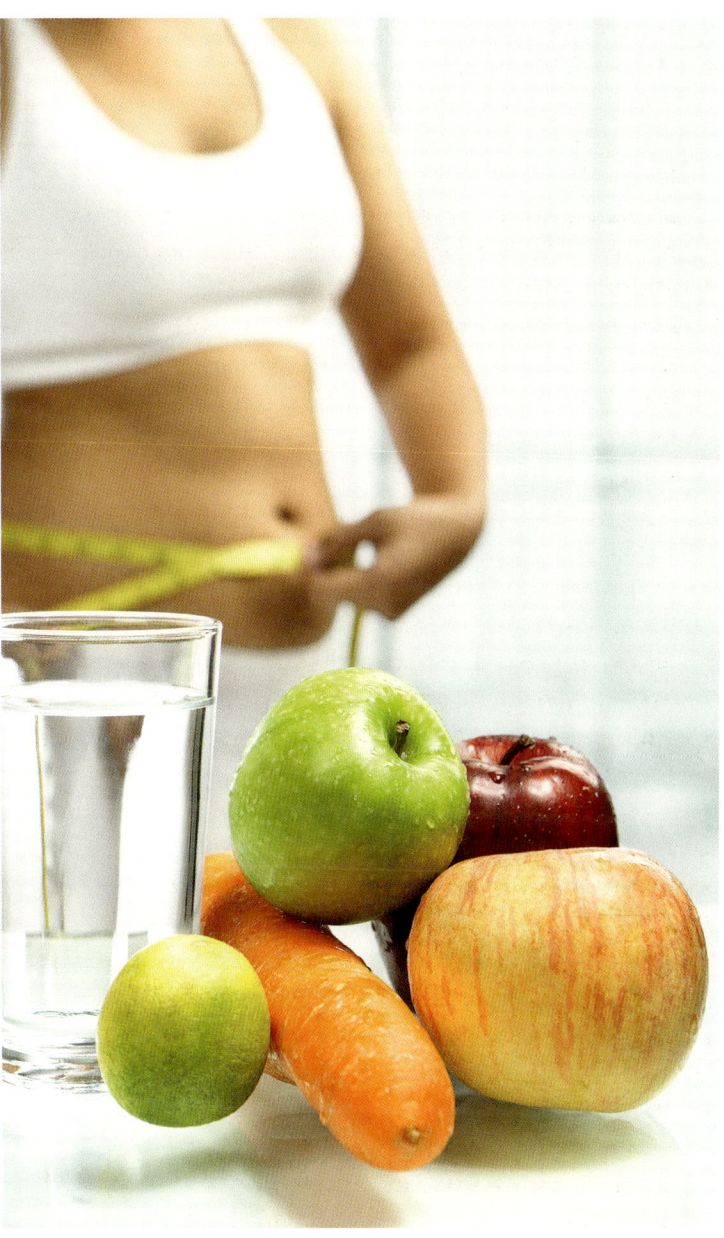

Bei Diäten wird der Stoffwechsel gedrosselt. Essen wir dann wieder normal, nehmen wir schnell wieder zu.

Die tieferen Ursachen von Übergewicht

Überessen als Prägung

Eines der ersten Bedürfnisse nach unserer Geburt ist der Hunger – neben der Sehnsucht nach der Wärme und Geborgenheit des Mutterleibs und dem Verlangen nach Sauerstoff. Das Hungergefühl ist angeboren, denn wir brauchen es, um zur Nahrungsaufnahme motiviert zu werden, damit unser Körper mit den notwendigen Stoffen versorgt wird. Durch Essen stillen wir unser Hungergefühl, das ja nicht angenehm ist, und Zufriedenheit kann sich einstellen.

In unseren ersten Lebensmonaten werden wir gestillt, wenn wir schreien. Oft wissen die Eltern aber gar nicht, weshalb ihr Kind schreit, und „stillen" es durch Essen, auch wenn es vielleicht aus Angst oder aus Schmerz oder aus Langeweile geschrien hat. Und so lernt das Kind frühzeitig, dass Essen ein Allheilmittel darstellen kann, das man einsetzt bei Trauer, Angst, Schmerz oder Einsamkeit. Damit ist bereits der Grundstock gelegt für unser späteres Verhalten. Wenn wir einsam sind, dann essen wir – bei Langeweile, Trauer oder Schmerz essen wir.

Essen wird auch zur Belohnung eingesetzt: „Wenn du brav bist, bekommst du ein Eis!" Und wenn Sie später ein Stück Schokolade als Belohnung bekommen haben, dann hat Sie das ebenfalls geprägt – mehr noch, wenn Sie zur Strafe keine Schokolade bekommen haben. Wenn Mama zur Sahnetorte griff, wenn sie traurig war, oder Papa bei Frust zur Flasche, dann haben Sie dieses Verhalten als ein adäquates Muster verinnerlicht. Wenn es schlimm war, wenn Sie Ihren Teller nicht leer gegessen haben, dann floss diese Erfahrung genauso in Ihren Erfahrungspool hinein. Und wenn Ihre Eltern traurig waren, wenn es Ihnen nicht schmeckte, dann haben Sie auch diese Tatsache registriert.

> **!**
> Essen wird bei Kindern oft zur Belohnung eingesetzt: „Wenn du brav bist, bekommst du ein Eis!"

Bestimmte Verhaltensweisen haben uns unsere Eltern Tausende Male vorgeführt. Als Kinder waren wir nicht in der Lage und hatten auch nicht die Wahl, diese als sinnvoll oder nicht zu beurteilen; wir haben einfach das nachgeahmt, was uns vorgelebt wurde. Es ging uns in Fleisch und Blut über, wir haben es verinnerlicht. So laufen viele Verhaltensweisen ganz automatisch ab, zu diesen zählen unsere Essgewohnheiten und unser Essverhalten, so lange wir sie uns nicht bewusst machen.

Und so werden Bedürfnisse nach Anerkennung, Lob oder körperlicher Nähe durch Essen befriedigt und ersetzt. Als Kinder lernen wir sehr schnell, Essen als Ersatz für Zuwendung und Belohnung zu betrachten. Es bietet sogar den Vorteil, dass wir uns nun selbst belohnen können und nicht mehr auf andere angewiesen sind, um dieses schöne Gefühl zu erleben. Wie selbstverständlich nehmen wir diese Strategie mit ins Erwachsenenleben. Sofern wir uns dieses Verhalten nicht bewusst machen und die Verbindung von Gefühlen und Essen beibehalten, werden wir auf jeden Fall übergewichtig werden und bleiben. Jede Diät, jedes Fasten wird zwangsläufig zur Selbstkasteiung und Qual werden, Ihr inneres Kind betrachtet sie nämlich als Strafaktion, weil die Aktion gleichzeitig den Zufluss guter Gefühle beschneidet.

!

Bedürfnisse nach Anerkennung, Lob oder körperlicher Nähe werden durch Essen befriedigt und ersetzt.

Denken Sie für einen Moment zurück, ob diese Erfahrungen auch auf Sie zutreffen könnten. Welche Speisen könnten es gewesen sein?

Erstellen Sie dazu eine Liste. Machen Sie sich die Verknüpfung von Gefühlen und Essen bewusst – dann müssen Sie nicht mehr bei jedem unangenehmen Gefühl zur Schokolade greifen oder den Kühlschrank plündern.

Erstellen Sie diese und die folgenden Listen auf dem Papier. Das ist nachweislich wesentlich effizienter als nur darüber nachzudenken.

> **!**
> Durch Essen, besonders die Sucht nach Süßem, können die unterschiedlichsten Probleme kompensiert werden.

Essgewohnheiten und Körpergewicht können also in einem engen Zusammenhang stehen. Durch Essen, besonders die Sucht nach Süßem, können die unterschiedlichsten Probleme kompensiert werden. Einige Beispiele:

- Bedürfnis nach Liebe
- Mangelnde gefühlsmäßige Abgrenzung
- Essen als Betäubung bei verdrängten Gefühlen
- Verlagerung von Süchten, etwa statt rauchen vermehrt essen
- Probleme mit der Sexualität, sich abgewiesen oder unattraktiv fühlen
- Mangelnde Selbstliebe

Jedes Kind auf diesem Planeten kommt unter einer Unzahl an genetischen, familiären, sozialen, religiösen, klimatischen, kulturellen, vielleicht auch karmischen oder astrologischen Umständen auf die Welt. Alle diese Faktoren spielen bei unserer weiteren Entwicklung eine mehr oder weniger große Rolle. Sie können die Grundlage sein für unsere Stärken und Schwächen, für Gesundheit und Krankheit, für Störungen oder Potenziale. Unsere Aufgabe besteht darin, dass wir uns dieser Beschränkungen, aber auch Möglichkeiten bewusst werden und unsere eigene Persönlichkeit entwickeln: „Erkenne dich selbst."

Wirkliche Lösungen für unsere Probleme – und das gilt selbstverständlich auch für Gewichtsprobleme – finden wir nicht in den äußeren Umständen unseres Lebens und auch nicht in einem oberflächlichen „Positiv-Denken", sondern ausschließlich in unserem eigenen Inneren. Es reicht also nicht zu denken „Ich habe Geld" oder „Ich bin glücklich". Positive Affirmationen, die der Verstand nicht glauben kann, helfen uns nicht weiter.

Es gilt herauszufinden, was man wirklich will, und es gilt zu lernen, den Fokus darauf zu richten. Wir müssen die alten Muster, Prägungen und Traumata – auch Zweifel und mangelnde Selbstvertrauensprogramme, die uns immer wieder in die Quere kommen und daran hindern, selbstbewusst und erfolgreich durchs Leben zu gehen – auflösen. Wir benötigen eine andere Art, wie wir mit uns selbst und dem Leben umgehen, um eine tiefgreifende Veränderung zu erreichen.

Edward Bach erkannte, dass das seelische Ungleichgewicht verantwortlich und ursächlich ist für das Auftreten von Krankheiten, Störungen und ungünstigen körperlichen Zuständen. Bachblüten helfen, mit diesen negativen Seelenzuständen und Gemütszuständen oder auch Lebenseinstellungen besser umzugehen, sie zu harmonisieren und zu überwinden.

Das menschliche Sein beinhaltet eben nicht nur unseren physischen Körper, sondern auch einen „Gefühlskörper", einen „Empfindungskörper", einen „Gemütskörper", einen „spirituellen Körper" usw. Die jeweilige Bachblüte spiegelt nun bestimmte Aspekte dieser Ebenen wider und beeinflusst diese. Nach Dr. Bachs Überzeugung hilft die richtige Essenz über Resonanz mit diesen „Körpern", Gefühle, Gemütszustände und Denkweisen positiv zu beeinflussen. Die dadurch entstehende Harmonisierung auf geistiger Ebene und Gemütsebene bewirkt wiederum eine positive Einflussnahme auf körperliche Anzeichen wie zum Beispiel Krankheitssymptome oder auch Gewichtsprobleme.

Diese Störungen werden somit über Bachblüten nicht direkt geheilt. Bachblüten beeinflussen und harmonisieren die geistige Ebene, was letztlich auch auf der körperlichen Ebene zu Heilung und Gleichgewicht führt.

Wenn Ihnen bewusst ist, Sie also ganz in der Tiefe wissen, welches Ihre Themen beim Essverhalten sind, dann können Sie fortan achtsamer mit sich umgehen. So ist es viel leichter möglich, ganzheitlich und dauerhaft abzunehmen.

> **!**
> Wenn Ihnen bewusst ist, welches Ihre Themen beim Essverhalten sind, können Sie achtsamer mit sich umgehen.

> **!** Unsere Kompensationsstrategie wählen wir abhängig zu unserer Lebensgeschichte.

Essen als Kompensation negativer Gefühle

Wir alle haben bestimmte Strategien, um mit Ärger, Frust, Traurigkeit und anderen negativen Gefühlen umzugehen. Während der eine sich zurückzieht und Computerspiele macht, greift ein anderer zu Drogen, Medikamenten oder Alkohol. Der nächste stürzt sich in die Arbeit, und sehr viele Menschen haben das Essen als Kompensationsmöglichkeit gewählt. Unsere Strategie wählen wir abhängig von unserer Lebensgeschichte. Dies ist kein bewusster Vorgang, deshalb stimmt das Wörtchen „wählen" nicht wirklich, denn das würde voraussetzen, dass wir die Wahl haben. Haben wir aber (noch) nicht. Wir haben es so gelernt und müssen dieses Verhalten erst wieder verlernen.

Erstellen Sie sich zunächst eine Liste mit den Situationen, in denen Sie essen, um sich besser zu fühlen. Beispiele:
- „Ich esse, wenn ich gestresst bin."
- „Ich esse, wenn ich mich einsam fühle."
- „Ich esse, wenn ich wütend bin."
- „Ich esse, wenn ich mich geärgert habe."
- „Ich esse, wenn ich überfordert bin."
- „Ich esse, wenn ich keine Aufmerksamkeit bekomme."

Und überprüfen Sie im Anschluss, ob Sie sich nach dem „Kompensationsessen" wirklich besser fühlen oder einfach nur „automatisch" gegessen haben. Denken Sie einmal darüber nach, ob es eine andere Möglichkeit gibt, um mit der jeweiligen Situation umzugehen.

> Überlegen Sie in Ruhe, welche Situationen Sie durch Essen kompensieren und welche alternativen Verhaltensweisen Ihnen stattdessen besser helfen könnten.

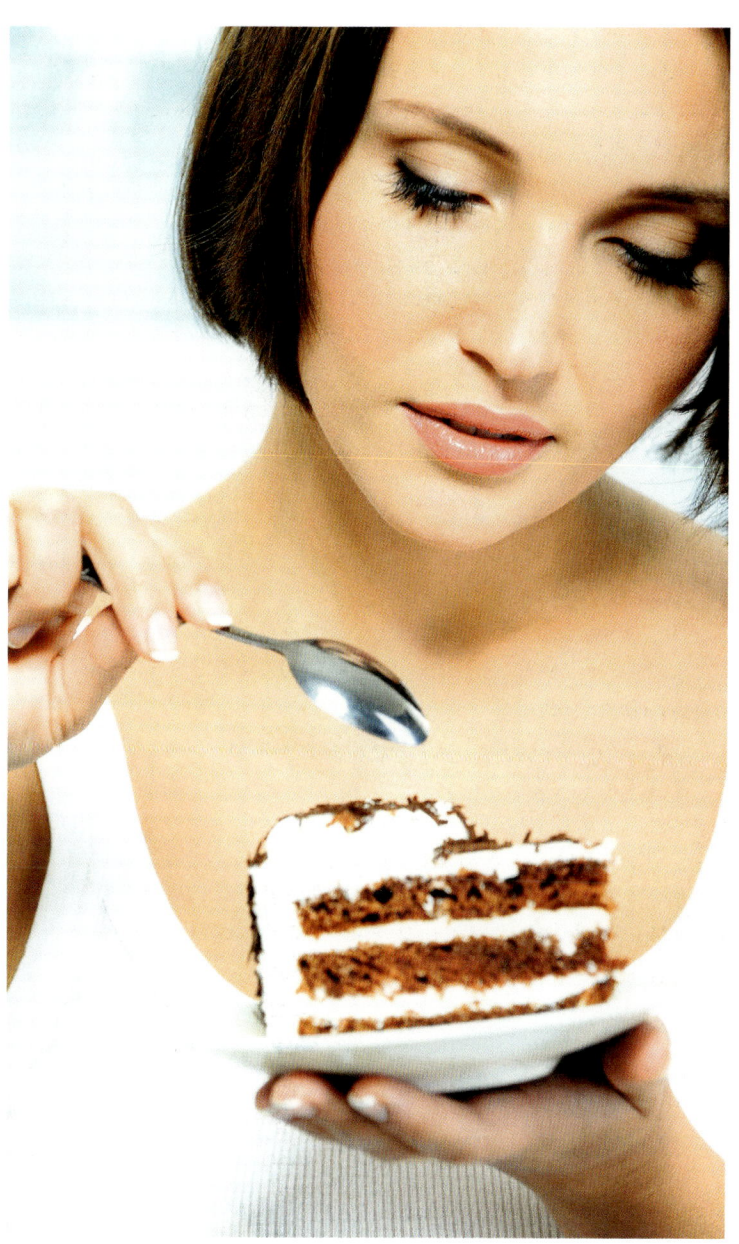

Oft essen wir, weil wir uns nicht wohlfühlen: Bei Stress oder weil wir zu wenig Aufmerksamkeit bekommen.

Bei Essen gegen Stress können Sie beispielsweise an drei Punkten ansetzen:
1. An Ihrem Umfeld, indem Sie die Faktoren, die die Stressreaktion auslösen, vermindern.
2. An sich selbst, indem Sie an Ihrer Einstellung zu den Herausforderungen des Alltags arbeiten, denn Stress entsteht zu einem großen Teil in unseren Köpfen. Leistungsdruck erzeugen wir oft durch unsere Gedanken, wenn wir uns beispielsweise ständig einreden: „Das muss ich unbedingt heute noch erledigen, komme, was wolle" oder „Süßigkeiten esse ich nie wieder." Wenn Sie sich bei dieser Art von Selbstgesprächen ertappen, sollten Sie sich einfach selbst gut zuzureden: „Erst mal tief durchatmen" oder „Ich werde das schon hinkriegen."
3. An Ihren körperlichen Reaktionen, indem Sie Stress durch körperliche Bewegung (Spaziergänge, Walken, Schwimmen usw.) oder durch Atem- oder Entspannungsübungen abbauen – also durch aktive Entspannungsformen.

> **!**
> Reden Sie sich gut zu, wenn Sie merken, dass Sie sich selbst unter Druck setzen.

Essen als gesellschaftliches Ritual

Es gibt eine Reihe von gesellschaftlich bestimmten Sitten und Ritualen, die mit dem Essen verknüpft sind. Auch diese haben wir meist in unserer Kindheit erlernt und behalten sie bei, ohne darüber nachzudenken. Dazu gehören diverse Gelegenheiten:
- Geschäftsessen, die sich selten auf Salat beschränken,
- jemanden zum Essen einladen, oft verbunden mit der – eingebildeten – Verpflichtung, aufzufahren, dass der Tisch sich biegt,
- Essen als Statussymbol, um zu zeigen, was man sich leisten kann und welch erlesenen Geschmack man hat,
- reichhaltiges Essen an Festtagen.

Einstellungen zum Essen können sein:
- „Ich muss viel essen, um zu zeigen, dass es mir schmeckt, damit der Gastgeber nicht womöglich beleidigt ist."
- „Ich darf nicht absagen, um keine Verstimmung zu riskieren."
- „Essen hält Leib und Seele zusammen."
- „Ich muss essen, um wieder zu Kräften zu kommen, auch wenn ich keinen Appetit habe."
- „Man muss seinen Teller leer essen."
- „Vom Buffet muss man viel essen, weil ja schon alles bezahlt ist."

> Überprüfen Sie, welche Einstellungen zum Essen auf Sie zutreffen.

> Überprüfen Sie, was für Sie zutrifft und erstellen Sie auch hierzu eine Liste. Denken Sie über alternativen Verhaltensweisen nach, die Ihnen stattdessen besser helfen könnten.

Bei Essen zu gesellschaftlichen Anlässen könnten Sie sich Folgendes vornehmen:
- „Ich esse à la carte und stürze mich nicht aufs Buffet."
- „Ich nehme zum Nachtisch einen Kaffee, obwohl alle anderen die Mousse au chocolat bestellen."
- „Wenn ich jemanden zum Essen einlade, koche ich etwas besonderes – schließlich zählt die Qualität, nicht die Menge!" usw.

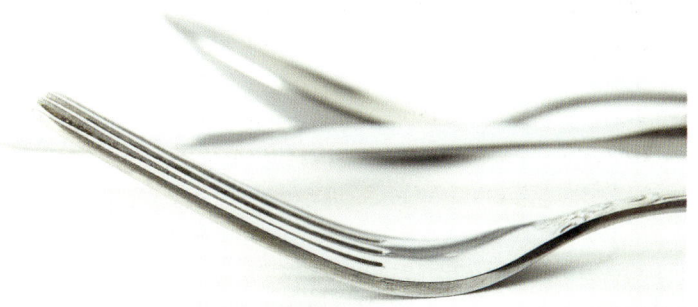

Viele gesellschaftliche Rituale sind mit dem Essen verknüpft.

Übernehmen Sie Verantwortung für Ihr Übergewicht

Sie sind übergewichtig geworden und Sie hatten, wie ich eben ausgeführt habe, für diesen Prozess, der nicht erst gestern eingesetzt hat, wichtige Gründe. Wenn Sie nun eine neue Entscheidung treffen und Ihr Gewicht verändern möchten, dann ist es notwendig, sich mit diesen Gründen konkret auseinanderzusetzen, indem Sie sich diese bewusst machen, anschauen und erkennen.

- Welche Gründe sind heute noch von Bedeutung?
- Welche sind einfache Gewohnheiten, die keine Bedeutung mehr haben?
- Wofür brauche ich heute noch mein Übergewicht?
- Was fehlt mir wirklich, das ich durch Essen und Gewichtszunahme kompensieren muss?

> **!** Wenn Sie bereit sind, die Verantwortung für Ihr Übergewicht zu übernehmen, dann sind Sie auch in der Lage, Ihr Wunschgewicht zu erreichen.

Wenn Sie bereit sind, die volle Verantwortung für Ihr Übergewicht zu übernehmen, dann sind Sie auch in der Lage, Ihr Wunschgewicht zu erreichen.

Ihr Übergewicht ist nicht von heute auf morgen entstanden, sondern ist das Ergebnis eines lang andauernden Prozesses. Sie haben aus tiefer liegenden Gründen mehr gegessen als notwendig, Sie haben eventuell gegessen oder immer wieder zwischendurch genascht, um sich das Leben erträglich zu gestalten, sich zu belohnen, ein seelisches Bedürfnis zu befriedigen. Vielleicht haben Sie sich (zusätzlich) zu wenig bewegt, weil Sie sich nicht aufraffen konnten. Auf jeden Fall haben Sie für diesen Prozess die Regie geführt und das Drehbuch geschrieben (auch wenn es vielleicht schon eine Vorlage für ihn gegeben hat). Es sind Ihre Bedürfnisse, Ihre Lebenseinstellungen und Ihre Lebensmuster und Prägungen, die diesen Zustand kreiert haben und ihn aufrechterhalten. Auch wenn wir in vielerlei Hinsicht geprägt sind oder

Lebenseinstellungen übernommen haben, so können wir dennoch die Verantwortung für unser Handeln übernehmen, indem wir uns diese Tatsachen bewusst machen.

> Formulieren Sie schriftlich, was Sie gern erreichen möchten.
> Beispiele: bestimmte Kleidergröße, bestimmtes Gewicht; Bikini tragen wollen; nicht mehr den Bauch einziehen müssen; wieder in den alten Anzug passen; bestimmte Sportarten (besser) betreiben können. Setzen Sie einen realistischen Zeitrahmen fest. Machen Sie sich ein Bild davon, wie Sie aussehen möchten. Holen Sie es sich täglich heran: am besten beginnen Sie den Tag damit und beenden ihn auf diese Weise. Nehmen Sie dieses Bild mit in den Schlaf.
> Wichtig dabei: Gehen Sie liebevoll mit sich um: Nicht alles wird sofort klappen. Geben Sie sich Zeit!

Erleichtern Sie sich

Damit meine ich nicht nur den täglichen Stuhlgang. Vielmehr wird immer wieder deutlich, dass unser emotionales Erleben beim Gewichtsaufbau und daher auch beim Abnehmen eine wichtige Rolle spielt. Deshalb: Erleichtern Sie auch Ihre Seele!

Was auch immer dazu geführt hat, dass Sie sich Kummerspeck zugelegt haben – lösen Sie sich aus der Vergangenheit. Sie können die Vergangenheit nicht auslöschen, aber Sie können lernen, sie zu akzeptieren, das heißt, als etwas anzunehmen, was zu Ihrem Leben dazugehört.

Die Therapie mit Bachblüten macht eine seelische Befreiung möglich: Oft werden Emotionen freigesetzt, die offenbar an diese gekoppelt sind. Der Körper speichert eben Emotionen aller Art, das ist auch aus der Bioenergetik bekannt. Man kann sich dies verdeutlichen, indem man sich den menschlichen Körper als von Energieflüssen durchzogen vorstellt, die mehr oder weniger frei fließen können. Ist ein solcher Fluss aus einem bestimmten

!
Unser emotionales Erleben spielt sowohl beim Zu- als auch Abnehmen eine wichtige Rolle.

Grund – das kann z. B. eine Erinnerung oder ein belastendes Ereignis sein – eingeengt oder blockiert, so äußert sich diese Störung in einem seelischen oder auch körperlichen Symptom. Schmerz beispielsweise ist nach dieser Theorie ein blockierter Energiefluss: Ein großer Anteil jedes seelischen wie körperlichen Missempfindens ist auf eine Störung des energetischen Zustands eines Menschen zurückzuführen.

Schreiben Sie sich alles Belastende von der Seele

Gedanken und Gefühle zu notieren, kann Stress abbauen und seelische Erleichterung verschaffen. Indem Sie Ihre Geschichten, Ängste und Träume zu Papier bringen, können Sie sich alles von der Seele schreiben und sich auf diese Weise entlasten. Doch Schreiben bewirkt noch mehr: Es zwingt dazu, intensiver nachzudenken, es macht Gefühle bewusst und es hilft dabei, Lebenskrisen zu bewältigen. Und schließlich kann es auch ein beglückendes Gefühl sein, durch das Schreiben die eigene Kreativität und Schaffenskraft zu erleben.

> **!** Gedanken und Gefühle zu notieren, kann Stress abbauen und seelische Erleichterung verschaffen.

Eine weitere Übung ist das Schreiben eines Berichts aus einer fremden Perspektive, etwa aus dem Blickwinkel eines Körperteils oder einer anderen Person. Der Perspektivenwechsel sensibilisiert Sie und eröffnet Ihnen neue Möglichkeiten, sich selbst und Ihre Probleme von einer anderen Warte aus zu sehen.

Dabei sollte es für Sie nicht vorrangig darum gehen, nach intensivem Durchleben, Betrachten und Interpretieren problematischer Situationen Verantwortung zu delegieren („Meine Mutter ist schuld daran, dass …") und sich in einen schmerzhaften Prozess der Aufarbeitung zu begeben. Es geht lediglich darum, dass Sie sich bewusst machen, woran Sie schwer tragen, wann Sie es schwer gehabt haben und mit welchen Lebensmustern und Einstellungen Sie es sich unnötig schwer machen. Dann können Sie den Ballast und seelischen Müll zusammen mit den zugehörigen Pfunden über Bord werfen.

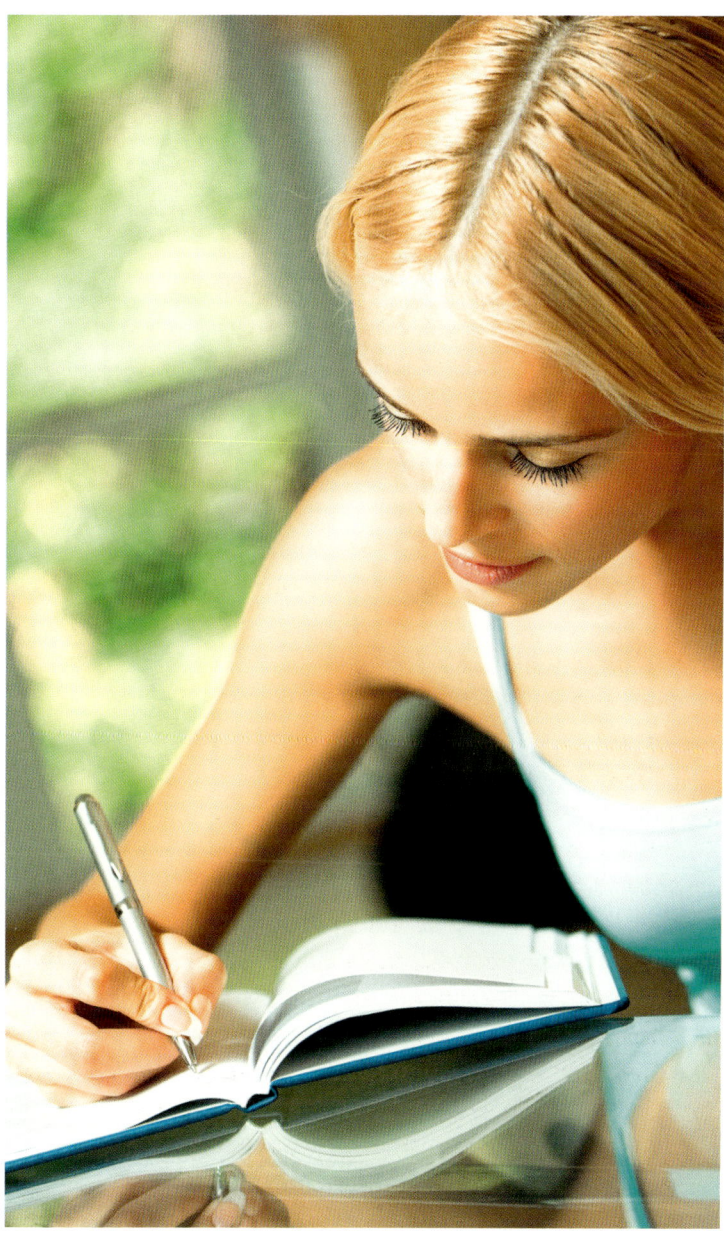

Ein Tagebuch eröffnet uns neue Möglichkeiten, mit Problemen umzugehen.

Schlucken Sie den Ärger nicht herunter

Werfen Sie einen Blick auf das, was Sie in sich hineinfressen. Machen Sie Ihrem Ärger Luft, indem Sie Ihren Mitmenschen deutlich machen, wo Ihre Grenze ist. Schauen Sie, ob es sich wirklich lohnt, sich über bestimmte Dinge zu ärgern oder aufzuregen. Sagen Sie „Stop!", wenn es an der Zeit ist, und Sie werden erkennen, wie leicht es fällt, Ihre Meinung zu sagen. Viel leichter, als wenn Sie zehnmal geschluckt haben und damit den rechten Augenblick verpasst haben. Was Sie nämlich geschluckt haben, das wird Ihnen schwer im Magen liegen, Sie können es nicht verdauen oder es ist zumindest schwer verdaulich. Kein Wunder, wenn Sie „angefressen" reagieren, weil es schon zu spät ist. Aber wenn Sie es einmal geschluckt haben, dann führt kaum ein Weg zurück. Das finden Sie dann „zum Kotzen". Wenn Sie diesen Weg nicht wählen, dann ist es meist schwer, wieder loszulassen („auszuscheiden"). Der Ärger wird Sie auf Dauer innerlich zerfressen, Sie spüren die Wut im Bauch. Und von Ihrem Gegenüber haben Sie ein für alle Mal „die Nase voll". Die Bachblüten-Therapie bietet in diesem Zusammenhang eine erstaunliche Unterstützung.

Legen Sie Ihren Panzer ab

> **!** Ein Panzer isoliert und schließt Nähe und direkte Zuwendung der Mitmenschen aus.

Wenn Sie nicht sagen, was Sie denken, sondern zulassen, dass andere über Ihre Grenzen gehen, dann liegt es nahe, dass Sie sich ein dickes Fell zulegen, um sich auf diese Weise zu schützen. Wenn das nicht reicht, dann eben einen Panzer, an dem alles abprallt. Doch gleichzeitig isoliert ein Panzer, Sie schließen damit sowohl Nähe als auch direkte Zuwendung Ihrer Mitmenschen aus. Und Sie schließen sich mit Ihren Gefühlen im Panzer ein: Die Leibesfülle hält die Mitmenschen auf Distanz.

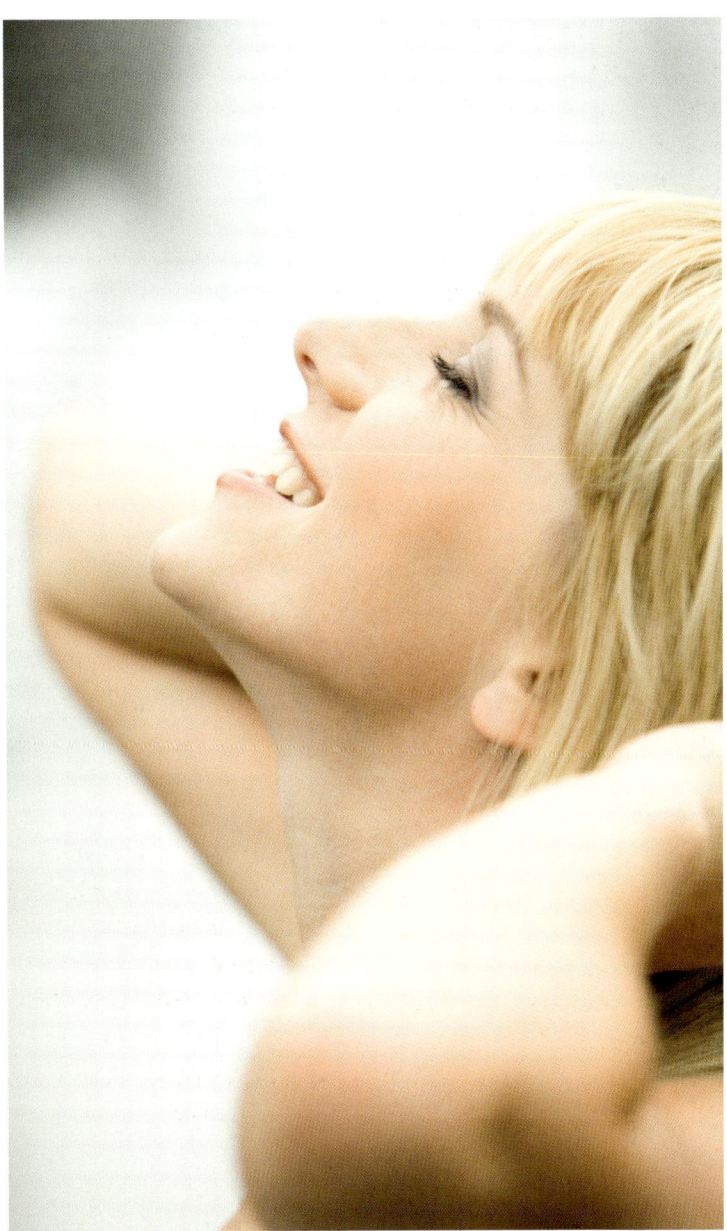

Legen Sie Ihren Panzer ab und lassen Sie Ihre Gefühle zu.

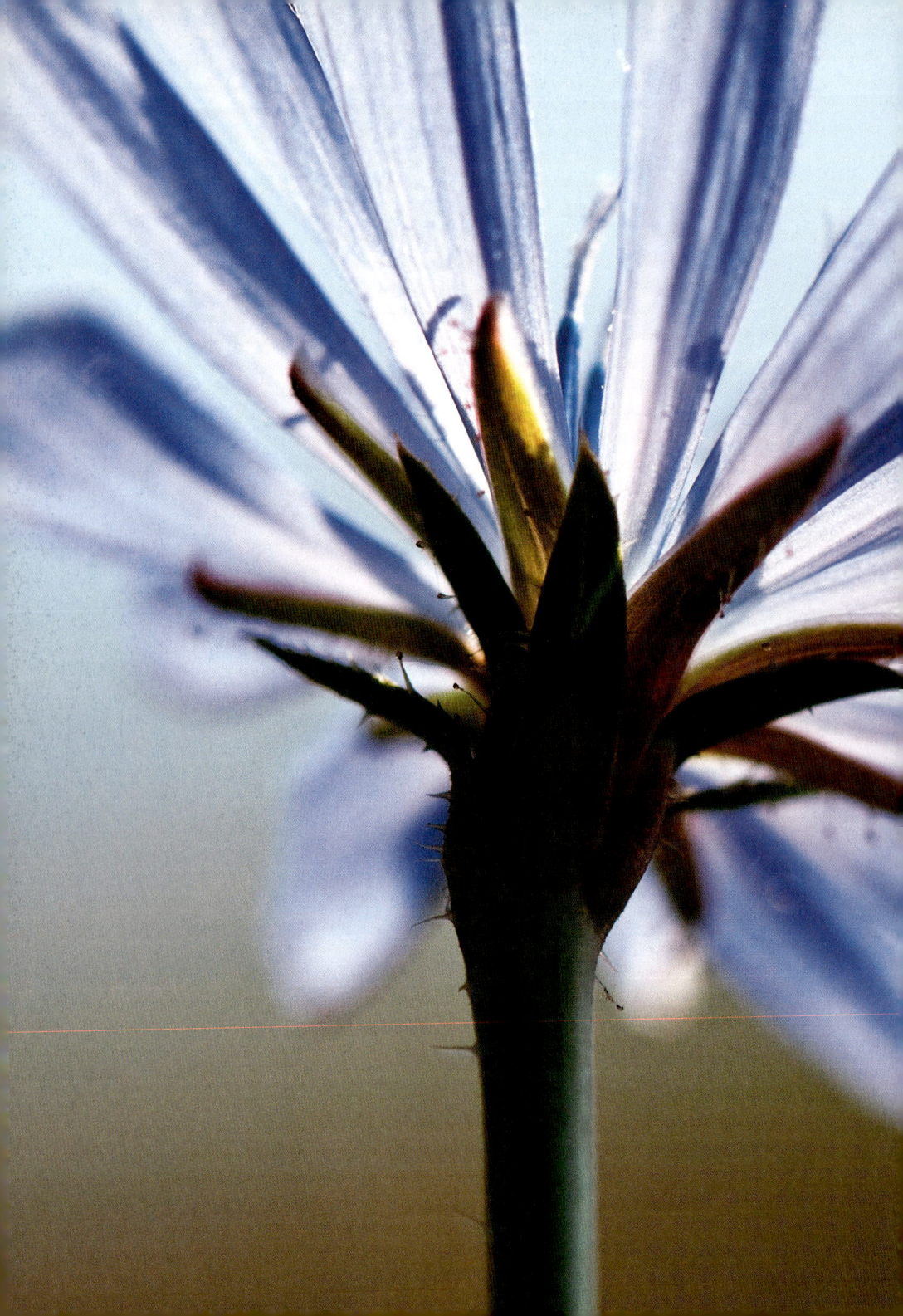

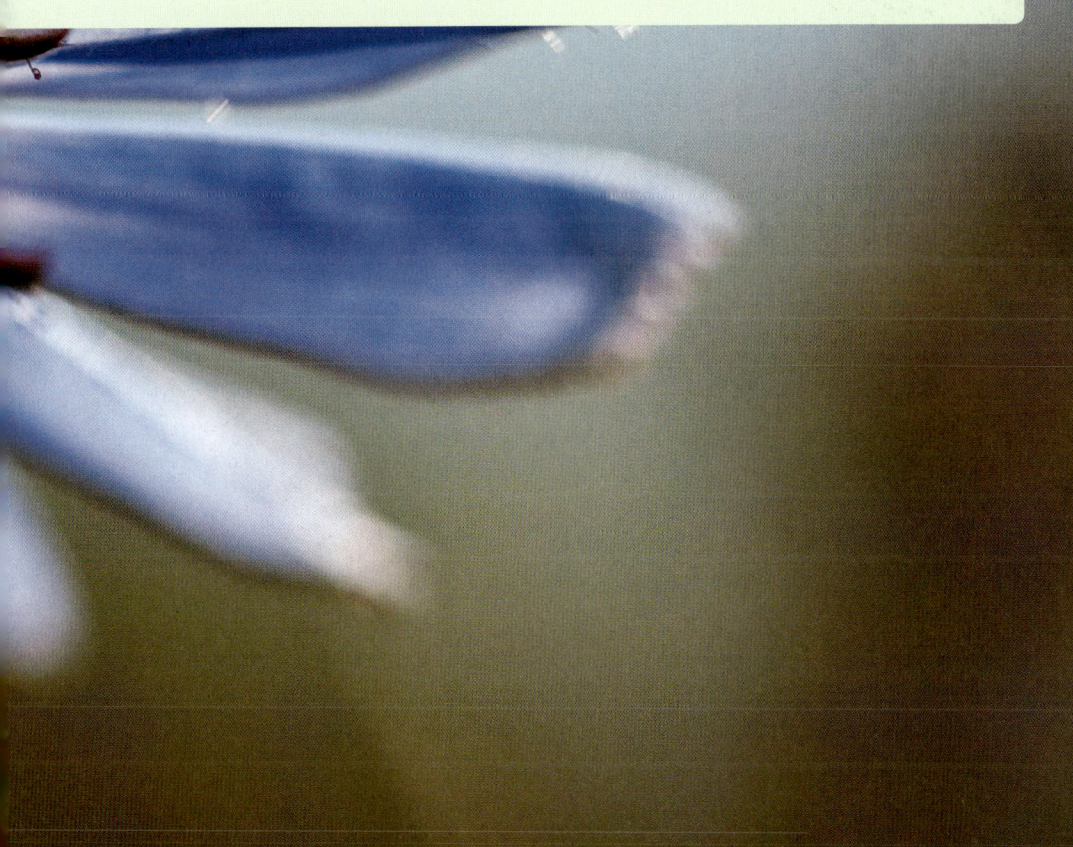

BACHBLÜTEN – WICHTIG ZU WISSEN

Edward Bach war seiner Zeit weit voraus, als er seine Heilmethode entwickelte. Wie er auf die heilende Wirkung der Blüten kam, auf wie vielfältige Weise Sie sie nutzen können und worauf Sie dabei achten müssen, erfahren Sie im folgenden Kapitel.

Leben und Wirken von Edward Bach

Dr. Edward Bach wurde am 24. September 1886 in der Nähe von Birmingham geboren. Körperlich zart und empfindlich, war er dennoch von außerordentlich willensstarkem und zielstrebigem Charakter. Schon früh spürte er eine starke Verbindung mit allen leidenden Geschöpfen, er war vom Wunsch beseelt, anderen helfen zu können. So beschloss er bereits als Schüler, später Arzt zu werden. Oft saß er im Klassenzimmer und träumte davon, ein einfaches Prinzip der Heilung zu entdecken, das es ihm gestatten würde, alle Krankheitsbilder erfolgreich zu behandeln.

Sein Vater wollte jedoch, dass er einmal das Familienunternehmen, eine Erzgießerei, übernahm. Doch während seiner Lehrzeit stellte sich schnell heraus, dass Edward Bach keinerlei geschäftliches Gespür oder entsprechendes Handlungsgeschick besaß, sodass der Vater dem Medizinstudium schließlich zustimmte.

Bach hatte beobachten können, dass das Leben seiner Arbeitskollegen ständig von der Angst vor Krankheit überschattet war. Denn Krankheit bedeutete für sie nicht nur den Verlust der Arbeit und des Einkommens aufgrund der damals noch fehlenden Sozialsysteme, sondern außerdem fast unerschwinglich teure ärztliche Behandlungskosten. Auch sah er, dass sich die Mehrzahl der Ärzte damit begnügte, den einfachen Leuten ein wenig Linderung zu verschaffen und die Symptome einfach zu unterdrücken. Edward Bach jedoch fühlte in sich das Bedürfnis, diesen Menschen seelischen Beistand zu leisten und ihre Beschwerden tatsächlich zu heilen. Denn er war noch immer fest davon überzeugt, dass es eine einfache Heilmethode geben müsse, die geeignet wäre, alle Krankheiten erfolgreich zu behandeln.

Mit 20 Jahren begann er sein Studium und legte 1913 sein Examen in London am University College Hospital ab. 1913 und 1914 absolvierte er einige Zusatzprüfungen und erhielt 1914 sei-

> ! Edward Bach war vom Wunsch beseelt, anderen helfen zu können.

ne Approbation. Bei der Überreichung der Urkunde soll er gesagt haben: „Ich werde lange brauchen, um all das vergessen zu können, was ich hier lernen musste!"

Bei seinen Studien stellte er bald fest, dass ein und dasselbe Arzneimittel bei gleicher Symptomatik nicht bei jedem Menschen den gewünschten Erfolg bringt. Somit kam er zu dem Schluss: Die Persönlichkeit des einzelnen Menschen ist für den Erfolg einer Behandlung von größerer Bedeutung als die körperliche Symptomatik.

> **!**
> Bachs Theorie: Die Persönlichkeit des Menschen ist für den Erfolg einer Behandlung bedeutender als die körperliche Symptomatik.

Zunächst arbeitete er in der Unfallstation der Londoner Universitätsklinik und erhielt nach kurzer Zeit in der Unfallabteilung des National Temperance Hospital die Stellung eines Chirurgen. Diesen Posten musste er jedoch schon kurze Zeit später wieder aufgeben, da er einen gesundheitlichen Zusammenbruch erlitten hatte. Nach seiner Genesung eröffnete er in London in der Nähe der Harley Street eine Allgemeinpraxis, die sehr rasch großen Zulauf hatte. Gleichzeitig wuchs Bachs Unzufriedenheit mit den Ergebnissen der schulmedizinischen Behandlungsformen. Zwar besserte sich der Gesundheitszustand vieler seiner Patienten, jedoch stellte sich heraus, dass diese Genesung meist nicht von Dauer war. So hielt Edward Bach Ausschau nach anderen Heilmethoden und begann sich für die Immunologie zu interessieren. Neben seiner Praxis trat er eine Assistentenstelle am Bakteriologischen Institut der Universitätsklinik an und hoffte, die Bakteriologie werde ihm Antworten auf seine drängenden Fragen geben.

Seine Aufgabe bestand darin, Bakterienstämme zu klassifizieren. Dabei entdeckte er, dass bestimmte Darmbakterien, denen man bis zu diesem Zeitpunkt keinerlei Bedeutung beigemessen hatte, sehr großen Einfluss auf die Entstehung und Heilung chronischer Krankheiten ausüben. Nach langen Untersuchungen fand er eine Methode, um den Organismus des betreffenden Patienten von jenem Gift zu reinigen, welches die Ursache der chronischen Erkrankung war, und zwar mittels Injektion eines aus diesen Bakterien gewonnenen Impfstoffes. Seine Entdeckungen und die damit erzielten Erfolge publizierte er in Fachzeitungen und erlangte dadurch einen hohen Bekanntheitsgrad.

1917 kam es zum gesundheitlichen Zusammenbruch mit der Diagnose bösartiger Milztumor. Bach wurde eine Überlebenszeit von drei Monaten prognostiziert, aber der starke Wunsch, seine Forschungsvorhaben zu Ende zu bringen, ließ ihn die Krankheit überwinden: Im März 1919 begann eine neue Phase im Schaffen von Edward Bach, als er eine neue Stellung als Pathologe und Bakteriologe am Londoner homöopathischen Krankenhaus antrat.

So lernte er die Homöopathie (begründet von Samuel Hahnemann) kennen und stellte fest, dass es zwischen Hahnemanns und seinen eigenen Entdeckungen wesentliche Übereinstimmungen gab. Besonders beeindruckte ihn, dass dieser mit Heilmitteln aus der Natur gearbeitet hatte – Pflanzen, Kräuter und Moose. Daneben hatte er auch Gifte und Metalle verwendet, aber in so winzigen Mengen und so aufbereitet, dass deren gefährliche Nebenwirkungen neutralisiert wurden. Außerdem hatte Hahnemann erkannt – wovon auch Edward Bach bereits seit langer Zeit überzeugt war –, dass es der Grundsatz echter Heilung sei, den Patienten und nicht die Krankheit zu behandeln. Nachdem er das „Organon der Heilkunst", das Grundlagenwerk der Homöopathie von Samuel Hahnemann, gelesen hatte, war er davon überzeugt, dass er, sofern es ihm gelänge, Hahnemanns und seine eigenen Entdeckungen miteinander zu kombinieren, beide Methoden fortentwickeln und verbessern könnte.

Nach den Vorschriften der homöopathischen Lehre entwickelte Bach nun in langer Forschungsarbeit aus den Darmbakteriengiften die sieben sogenannten Bach-Nosoden (Nosode = potenziertes Mittel aus Krankheitserregern oder infiziertem Gewebe). Parallel dazu befasste er sich mit der genauen Beschreibung von sieben Persönlichkeitstypen seiner Patienten und ordnete sie

> **!**
> Zwischen Hahnemanns Homöopathie und Bachs eigenen Entdeckungen bestehen wesentliche Übereinstimmungen.

den entsprechenden Bakteriengruppen zu, aus denen er die Nosoden herstellte. Er konnte erkennen, dass jede dieser Bakteriengruppen auf einen klar umrissenen Persönlichkeitstyp wirkt. Wenn er nun seine Patienten gemäß ihrer Persönlichkeitsmerkmale mit der entsprechenden Nosode behandelte, so erzielte er Resultate, die selbst seine kühnsten Erwartungen übertrafen.

Trotz des Erfolges seiner Behandlung erkannte Bach, dass er mit seinen Nosoden nicht alle chronischen Krankheiten heilen konnte. Zudem war es schon immer sein Wunsch gewesen, die von der Krankheit selbst erzeugten Substanzen (also die als Vakzine verwendeten Darmbakterien) durch „reinere" Heilmittel zu ersetzen. Er hatte immer von einer einfachen Methode geträumt, die so nicht gegeben war. Und deshalb beschloss er, die Pflanzen und Kräuter der Natur im Hinblick auf ihre Heilwirkung zu untersuchen.

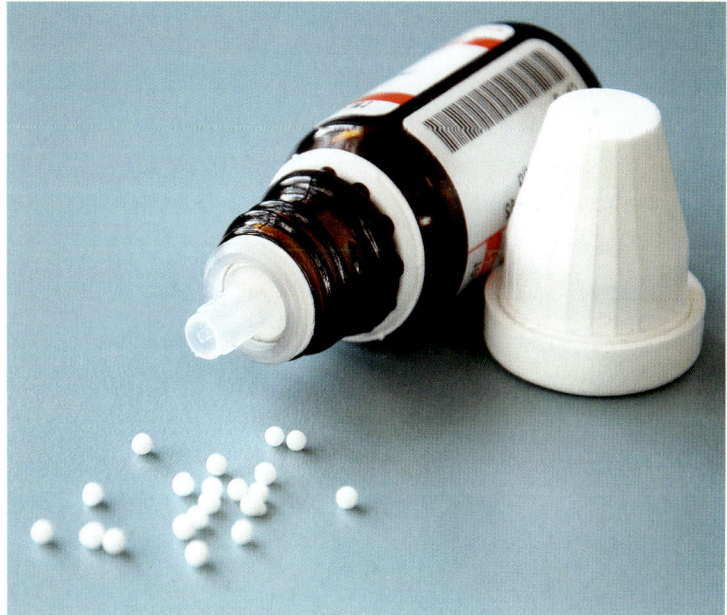

Nach den Vorschriften der homöopathischen Lehre entwickelte Bach die sieben sogenannten Bach-Nosoden.

So gab Edward Bach seine Praxis auf, um sich in ruhiger ländlicher Umgebung natürlichen Heilmethoden zu widmen. Er durchstreifte in einsamen Wanderungen die Wälder von Wales, der Heimat seiner Vorfahren. Zwischen 1930 und 1936 suchte er in seinen sechs letzten Lebensjahren nach einer einfachen, natürlichen Heilmethode, die im Organismus nichts verändert oder zerstört. Bach war davon überzeugt, dass die eigentliche Ursache einer jeden Krankheit in der seelischen, spirituellen oder emotionalen Ebene zu finden ist und schon lange vor Ausbruch der körperlichen Symptome existiert und sich ausdrückt als:

1. Angst
2. Einsamkeit
3. mangelndes Interesse an sich selbst und an der Gegenwart
4. Mutlosigkeit und Verzweiflung
5. Überempfindlichkeit gegenüber Einflüssen und Ideen anderer
6. übermäßige Besorgtheit um das Wohl der Mitmenschen
7. Unsicherheit

> **!** Heilung erfolgt nach Bach nur dann, wenn es dem Patienten gelingt, Störungen und Blockaden zu überwinden.

Heilung erfolgt nach Bach nur dann, wenn es dem Patienten gelingt, diese Störungen und Blockaden zu überwinden. Andernfalls manifestieren sie sich auf der körperlichen Ebene.

Ausgehend von den sieben Hauptgruppen der Gemütszustände entwickelte Bach ein System von 38 Persönlichkeitstypen, deren positive Aspekte sich in den Eigenschaften von 38 Blüten widerspiegeln. Bei deren Auswahl ließ sich Bach von seiner Intuition leiten. Seiner Annahme zufolge bewirkt die Einnahme der passenden Blütenessenz eine Harmonisierung auf der seelischen und feinstofflichen Ebene und führt so letztlich dazu, dass auch die körperlichen Symptome verschwinden. Bach selbst schrieb:

Krankheit ist weder Grausamkeit noch Strafe, sondern einzig und allein ein Korrektiv, ein Werkzeug, dessen sich unsere Seele bedient, um uns auf unsere Fehler hinzuweisen, um uns vor größeren Irrtümern zurückzuhalten, um uns daran zu hindern, mehr Schaden anzurichten – und uns auf den Weg der Wahrheit und des Lichts zurückzubringen, von dem wir nie hätten abkommen sollen.

Was sind Bachblüten?

Bachblüten sind Essenzen, die aus den Blüten von ausgesuchten, wild wachsenden Blumen, Bäumen und Sträuchern auf natürliche Weise hergestellt werden. Die Bachblüten-Therapie basiert auf der Idee, dass die gebundene Energie von Blüten eine regulierende Wirkung auf psychische Zustände des Menschen hat. Durch diese psychische Wirkung können häufig auch körperliche Symptome gebessert werden.

Zur Anwendung kommen 38 speziell aufbereitete Blütenauszüge von wild wachsenden Pflanzen und Bäumen in individuell zusammengestellten „Bachblüten-Mischungen". Sie sind nebenwirkungsfrei und vertragen sich mit jeder anderen Form schulmedizinischer und naturheilkundlicher Therapie.

Die Bachblüten-Therapie wird heute von vielen Menschen zur Selbstbehandlung und in zahlreichen medizinisch oder psychologisch orientierten Praxen und Institutionen eingesetzt. Grundsätzlich kann sie dazu genutzt werden, um unterschiedliche Ziele und Wirkung zu erreichen:
- bei akuten seelischen Problemen,
- bei lang andauernden seelischen Belastungen,
- zur Weiterentwicklung der eigenen Persönlichkeit.

Der wichtigste Aspekt der Behandlung ist, die richtige Bachblüte oder Bachblüten-Mischung, die auf die gegenwärtige Situation am besten zutrifft, zu finden. Dazu ist es nötig, sich ein möglichst genaues Bild über die eigene Situation zu machen. Hierzu erhalten Sie in den folgenden Kapiteln Hilfestellungen.

> **!**
> Der wichtigste Aspekt der Behandlung: die richtige Bachblüte zu finden, die auf den eigenen Charakter am besten zutrifft.

Herstellung

Die Energie der Blüten wird durch eine einfache Methode gewonnen: An einem sonnigen, wolkenlosen Tag, wenn sie vollständig aufgeblüht sind, werden sie gepflückt. Dann füllt man eine dünnwandige Schale aus Ton mit reinem Wasser. Es werden so viele Blüten in das Gefäß gelegt, dass die Wasseroberfläche bedeckt ist. Die Schale wird dann drei bis vier Stunden in die Sonne gestellt. In dieser Zeit geht die Energie der Blüten mit Hilfe der Sonnenkraft auf das Wasser über. Dieser Pflanzenauszug bzw. diese Blütenessenz bildet die Grundlage der Bachblüten-Therapie.

Die Blüten werden aus dem Wasser herausgefiltert, die Flüssigkeit in Flaschen abgefüllt und mit Brandy zur Konservierung versetzt. Diese Art der Zubereitung gilt für alle Mittel bis auf Weide und Kastanie. Die Blüten dieser Bäume kocht man 30 Minuten lang in reinem Wasser, seiht sie ab und macht sie auf die gleiche Weise haltbar. Eine weitere Ausnahme ist auch „Rock Water", Wasser aus heilkräftigen Quellen.

Wirkung

Insgesamt beschrieb Bach 38 Seelenzustände, die alle eine „negative" Struktur des menschlichen Charakters und Wesens darstellen, z. B. Pessimismus, mangelndes Selbstvertrauen oder Rücksichtslosigkeit. Für jeden Seelenzustand fand Bach eine Blüte oder Pflanze, die geeignet ist, die negativen Wirkungen aufzulösen oder den positiven Seelenzustand zu verstärken. So werden etwa bei Ungeduld und Gereiztheit als positive Wirkungen Geduld und Sanftmut gestärkt.

Bach schrieb 1934 über die Wirkung seiner Blüten-Essenzen:

Sie sind in der Lage, unsere ganze Persönlichkeit zu erheben und uns unserer Seele näher zu bringen. Dadurch schenken sie uns Frieden und entbinden uns von unserem Leiden. Sie heilen nicht dadurch, dass sie die Krankheit – also die körperlichen Symptome – direkt angreifen, son-

Was sind Bachblüten? 35

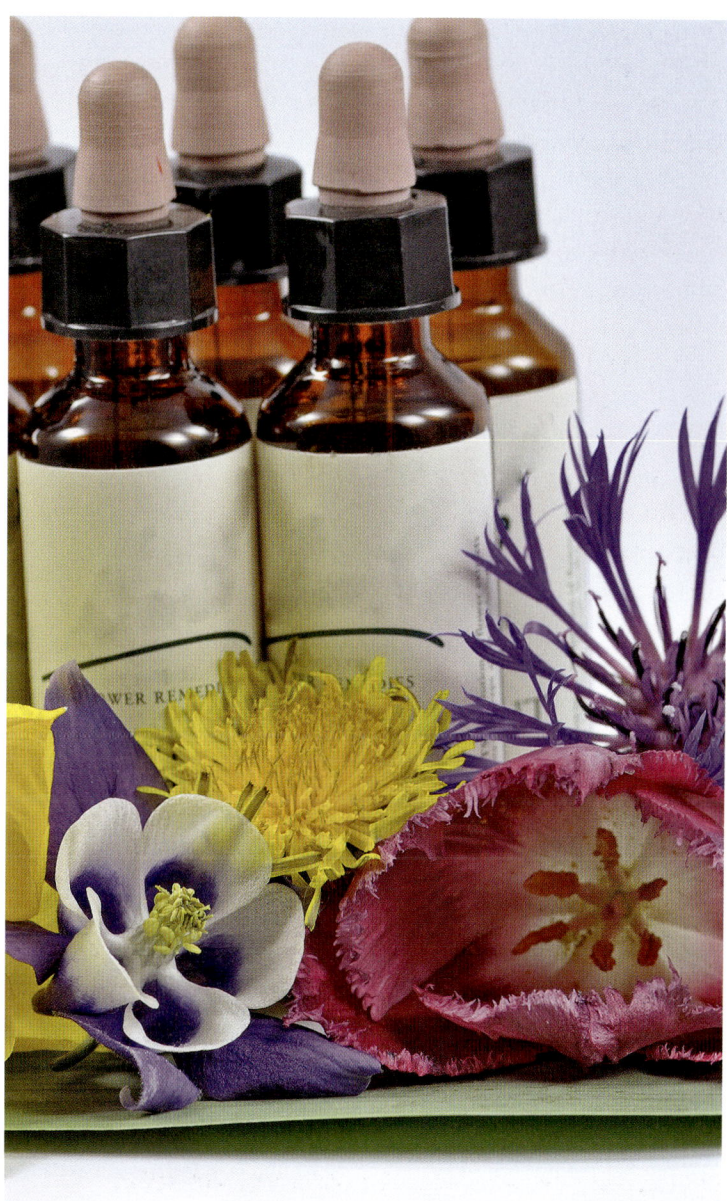

Ziel der Bachblüten-Therapie ist es, die Bachblüte oder Bachblüten-Mischung zu finden, die auf die gegenwärtige Situation am besten zutrifft.

> **!**
> Die Wirkung der Blütenessenzen beruht darauf, wieder in Kontakt zu uns und unserem inneren Wesen zu kommen.

dern indem sie unserem Körper mit den schönen Schwingungen unseres höheren Selbst durchfluten, in deren Gegenwart die Krankheit hinwegschmilzt wie Schnee in der Sonne. Wahre Heilung findet erst dann statt, wenn der Patient seine Lebenseinstellung verändert, seinen Seelenfrieden findet und ein inneres Glücksgefühl verspürt.

Dieses bedeutet für den Therapeuten, dass er zunächst viel Einfühlungsvermögen aufbringen muss, um bei einem Patienten den vorherrschenden negativen Seelenzustand zu erfassen.

Die Wirkung der Blütenessenzen beruht letztlich darauf, wieder in Kontakt zu uns und unserem inneren Wesen zu kommen und unser Potenzial zu entfalten. Dann haben wir nicht länger das Gefühl, neben uns zu stehen oder nicht in unserer Mitte zu sein und müssen nicht mehr „außer uns" sein. Die Bachblüten bewirken eine Harmonisierung des Seelenpotenzials. Der Mensch gewinnt die Möglichkeit, die Impulse seiner Seele wahrzunehmen, und findet dadurch wieder Verbindung zum Kosmos. Plötzlich erkennt er seine Aufgaben, sieht den Weg, den er gehen muss. Manchmal genügen wenige Gaben – und die Harmonie stellt sich wieder ein!

Die Bachblüten-Therapie wird heute nach folgenden Grundsätzen Edward Bachs eingesetzt:

- Behandle den Menschen und nicht seine Krankheitssymptome!
- Ursachen von (körperlichen) Krankheiten sind negative Gemütszustände wie Angst, Sorgen, Traurigkeit, Ungeduld, Unzufriedenheit usw.
- Die Heilmittel müssen Einfluss auf die Seele haben, um Krankheitsursachen zu beseitigen.
- Ziel ist die größtmögliche Entfaltung und Stabilität der jeweiligen Persönlichkeit.

Was sind Bachblüten? **37**

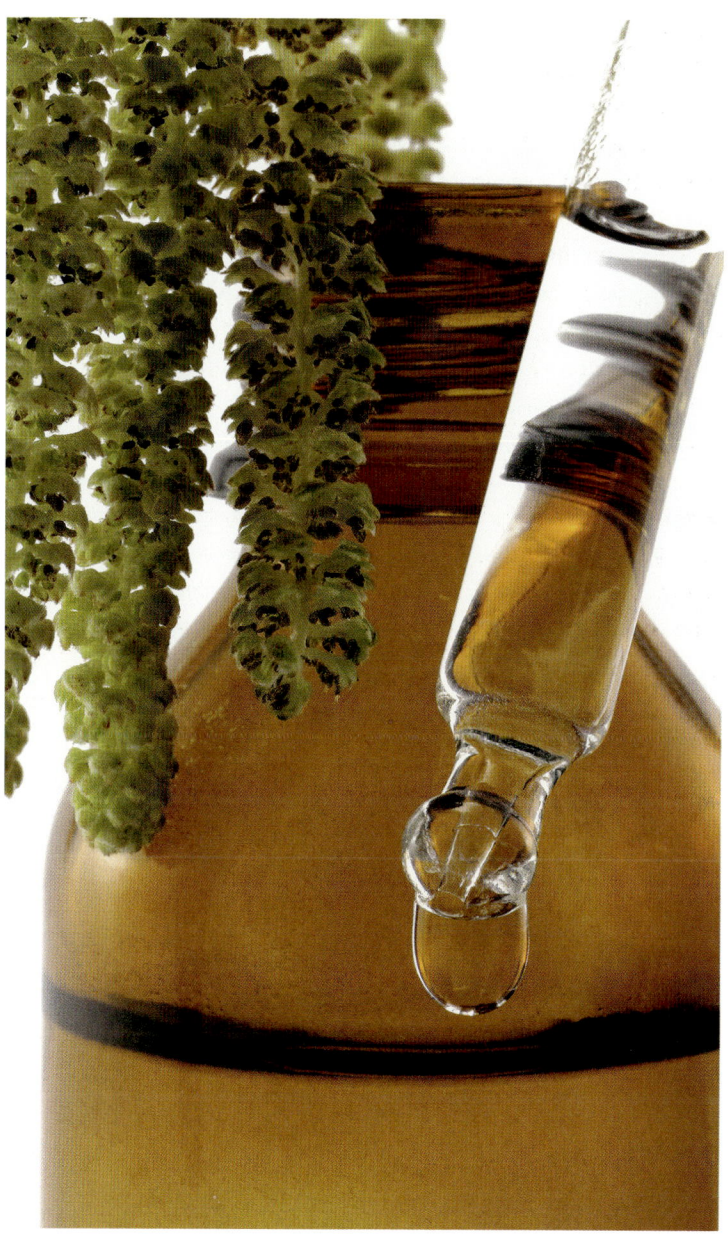

Wie viele Tropfen ein Patient täglich einnehmen muss, ist sehr unterschiedlich. Meistens sind es mehrmals täglich zwei Tropfen.

Einnahme

Zur Einnahme werden aus den Vorratsflaschen zwei Tropfen jeder in Frage kommenden Blüte in ein 30-ml-Fläschchen gefüllt. Anschließend wird zu einem Drittel Alkohol und zu zwei Dritteln ein gutes Wasser hinzugefügt. Die Einnahmeflasche kann auch ohne Alkohol zubereitet werden.

Wie viele Tropfen ein Patient täglich einnehmen muss, ist sehr unterschiedlich. Meistens sind es mehrmals täglich zwei Tropfen. Sehr empfindliche und sensible Personen nehmen zum Teil nur alle zwei Tage zwei Tropfen. Die Tropfen werden so lange eingenommen, bis die Beschwerden verschwinden und noch einige Tage darüber hinaus.

In den ersten Tagen haben Sie vielleicht das Bedürfnis, die Bachblüten häufiger einzunehmen. Das ist völlig in Ordnung und bei vielen Patienten der Fall. Später wird das Bedürfnis nachlassen. Verlassen Sie sich dabei auf Ihr Bauchgefühl. Nicht „Viel hilft viel" gilt dabei, sondern auch hier kommt es auf das richtige Maß an. Und das können nur Sie selbst bestimmen.

Störungen und Beeinträchtigungen, die erst seit relativ kurzer Zeit bestehen, können schon nach wenigen Tagen überwunden werden. Bei sehr tief sitzenden Problemen und Prägungen ist es oft nötig, die Bachblüten über einen längeren Zeitraum einzunehmen. Schuldgefühle beispielsweise sind oft sehr hartnäckig, und so kann die Einnahme der Blüte Pine manchmal über mehrere Monate vonnöten sein.

Die Bachblüten können von Menschen jeden Alters bedenkenlos eingenommen werden. Wechselwirkungen mit anderen Medikamenten bestehen nicht. Wenn Sie gleichzeitig homöopathische Einzelmittel einnehmen, dann klären Sie das mit Ihrem Therapeuten ab. Mitunter kann es zu Überschneidungen kommen, was aber selten vorkommt.

Andere Medikamente, die der Patient einnehmen muss, werden nicht in ihrer Wirkung beeinträchtigt. Durch bestimmungs-

> **!** Auch bei den Bachblüten kommt es auf das richtige Maß an.

gemäßen Gebrauch lassen sich Nebenwirkungen vermeiden. Kommt es zu starken Reaktionen (psychisch oder physisch) oder einer Erstverschlimmerung, so ist das, wie z. B. auch in der Homöopathie, positiv zu bewerten: Sie zeigen an, dass der Heilungs- bzw. Veränderungsprozess in Gang kommt.

Bach beschreibt in seiner Schrift „Heile dich selbst" drei verschiedene Zustände, bei denen die Bachblüten angewendet werden können:

> **!** Starke Reaktionen oder eine Erstverschlimmerung sind positiv zu bewerten.

- 1. Gruppe: Menschen, die körperlich gesund sind und keine Krankheitssymptome vorweisen, die aber Probleme mit ihrem Leben haben. Häufig sind sie ruhelos, mit sich selbst uneins und mit ihrem Leben unzufrieden, ohne darüber mit anderen zu sprechen. Sie fühlen sich überfordert, sind von innerer Unruhe getrieben, gleichzeitig aber hochsensibel. Viele befinden sich am Rande der körperlichen und geistigen Erschöpfung, können ihrem Leben aber nicht die entscheidende Wende geben. Diese Störungen können sich in körperlichen Symptomen niederschlagen, die der 2. Gruppe zuzuordnen sind.
- 2. Gruppe: Menschen, die dieser Gruppe angehören, haben zunächst funktionelle Störungen, d. h. es liegt noch kein organischer Befund vor: Sie werden von Kopfschmerzen geplagt oder von Schlafstörungen heimgesucht. Sie klagen über Verdauungsstörungen, vielleicht später über Kreislaufbeschwerden. Diese Symptome „wandern" oft und lassen sich nicht lokalisieren.
- 3. Gruppe: Hierzu zählen Kranke, die einen körperlichen Befund aufweisen, z. B. Geschwulste aller Art, Magengeschwüre, chronische Entzündungen mit Eiterung, Arthrose und Rheuma oder auch Arteriosklerose.

Es existiert kein einheitliches Behandlungsschema bei einer bestimmten Symptomatik. Ausschlaggebend für den Einsatz der Bachblüten ist, wie sich ein bestimmtes Leiden oder eine Krank-

> **!**
>
> Ausschlaggebend ist, wie sich ein bestimmtes Leiden bei einem Menschen auswirkt.

heit bei einem Menschen darstellt oder auswirkt. Die Essenz wird nicht nach der Krankheit des Betreffenden verabreicht, sondern entsprechend der Seelen- und Stimmungslage des Kranken. Dazu Edward Bach:

Es sind nicht die Masern, die uns als Schlüssel zur Heilung dienen, sondern die Art und Weise, in der der kleine Patient betroffen ist. Die Stimmung des Kindes ist der genaue Hinweis darauf, was es braucht.

Und:

Wie die Stimmungen uns auf die Behandlungsweise einer Krankheit hinweisen, so können sie uns auch als frühzeitige Warnung vor drohenden Beschwerden dienen und damit die Möglichkeit geben, den Angriff zum Stillstand zu bringen.

Nun bleibt noch die Frage, wie viele Bachblüten miteinander gemischt werden können. Aus meiner mehr als 25-jährigen Erfahrung heraus kann ich Ihnen sagen, dass ich die besten Erfolge dann erziele, wenn ich möglichst wenige Blütenessenzen miteinander kombiniere. Je mehr ich verwende, umso verwaschener wird die Energie oder Aussage der einzelnen Komponenten und die gesamte Energiefrequenz verändert. Zudem konnte ich bei kinesiologischen Tests feststellen, dass manche Bachblüten sich in ihrer Wirkung beeinträchtigen oder diese sogar aufheben können.

Mein Tipp: Wählen Sie zunächst die Blüte aus, die die größte Entsprechung zu Ihrer zentralen Problematik oder Ihren Wesensmerkmalen besitzt. Beispiel: Wenn Sie insbesondere unter Schuldgefühlen leiden, dann wählen Sie Pine. Nehmen wir an, dass Sie sich aktuell in einer schwierigen Situation befinden und einfach nur noch überfordert sind, dann können Sie zusätzlich die Blüte Elm nehmen. Oder Olive, wenn Sie erschöpft sind usw.

Wenn Sie durch ein traumatisierendes Ereignis blockiert und belastet sind, dann ist dieser Zustand vorrangig zu behandeln.

Zwei Blüten, maximal drei, sind völlig ausreichend, wenn Sie sich selbst behandeln. Übrigens: Es gibt auch fertige Bachblüten-Abnehmtropfen in der Apotheke, die fünf bis acht verschiedene Essenzen enthalten. Aus den genannten Gründen sowie der Tatsache, dass dies keine individuellen Zusammenstellungen sind, die auf Sie persönlich abgestimmt sind, verschreibe ich diese nicht – ganz nach Bachs Motto:

> **!** Wählen Sie zunächst die Blüte aus, die die größte Entsprechung zu Ihrer zentralen Problematik oder Ihren Wesensmerkmalen besitzt.

Lasst euch nicht von der Einfachheit der Methode verwirren. Denn je weiter eure Forschungen voranschreiten, umso mehr wird sich euch die Einfachheit der Schöpfung erschließen.

Äußerliche Anwendung

Die Blütenessenzen sind auch zur äußerlichen Anwendung geeignet. Für Umschläge, Kompressen und Wickel geben Sie etwa vier Tropfen aus der Vorratsflasche auf eine Schüssel mit einem halben Liter Wasser. Außerdem gibt es eine Notfallsalbe (Rescue Cream). Sie enthält neben den fünf Blüten der Notfalltropfen zusätzlich Crab Apple. Diese Blüte reinigt von negativen Eindrücken und Beeinflussungen und wirkt ebenso auf der körperlichen Ebene, z. B. bei Hautausschlägen und Vergiftungserscheinungen. Die Salbe kann bei Verbrennungen, Verstauchungen und Schnitten helfen. Man trägt sie dünn auf die betroffenen Stellen auf.

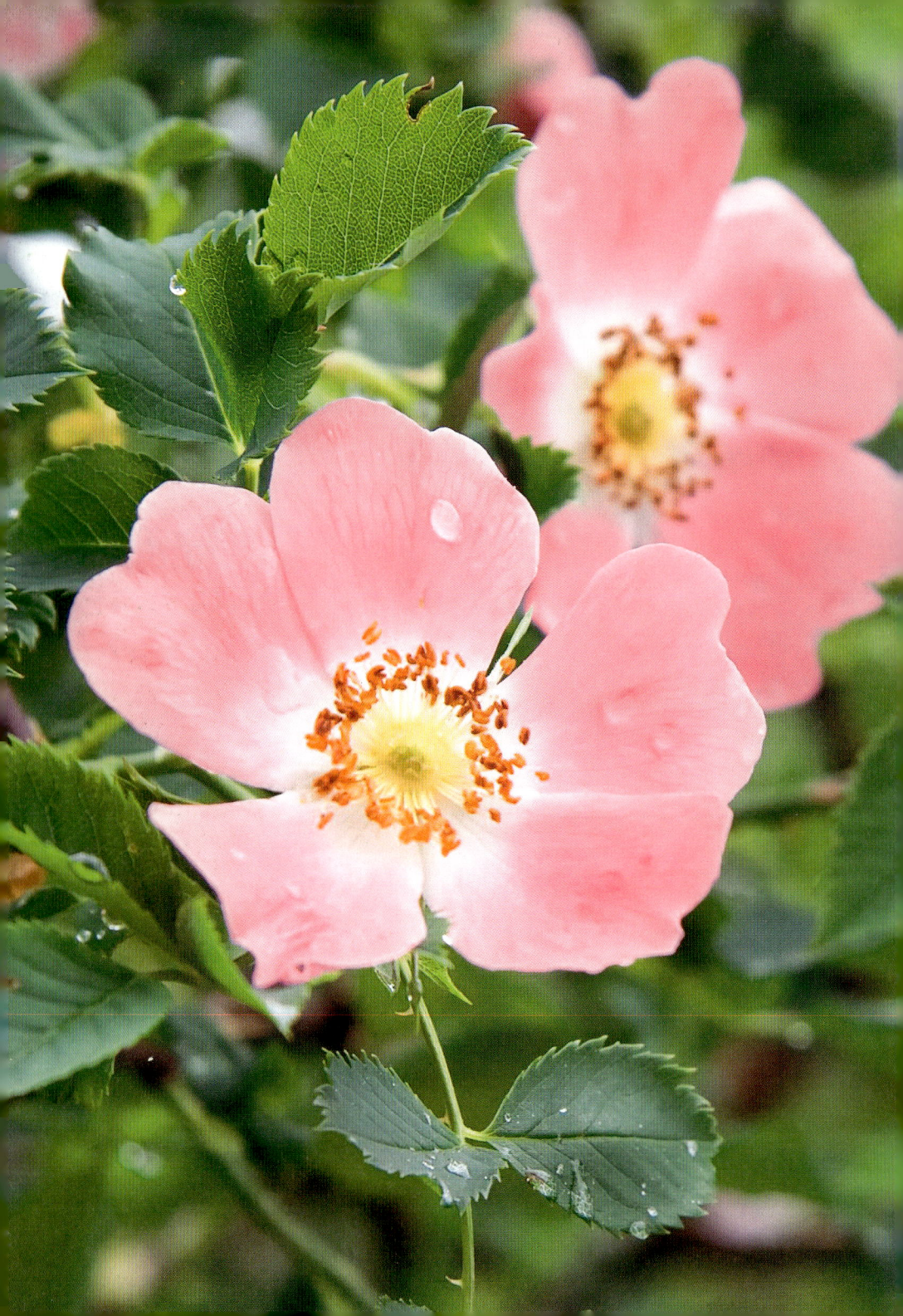

DIE BLÜTEN UND IHRE WIRKUNGEN

Die Bachblüten-Therapie setzt an der Harmonisierung der Seele an – es sind „Blumen, die durch die Seele heilen", wie es Edward Bach nannte. Und diese Harmonisierung der Seele hat dann gleichzeitig Einfluss auf die körperlichen Beschwerden, weil die Sprache des Körpers, die lokalen Symptome, überflüssig werden und ihren Sinn erfüllt haben.

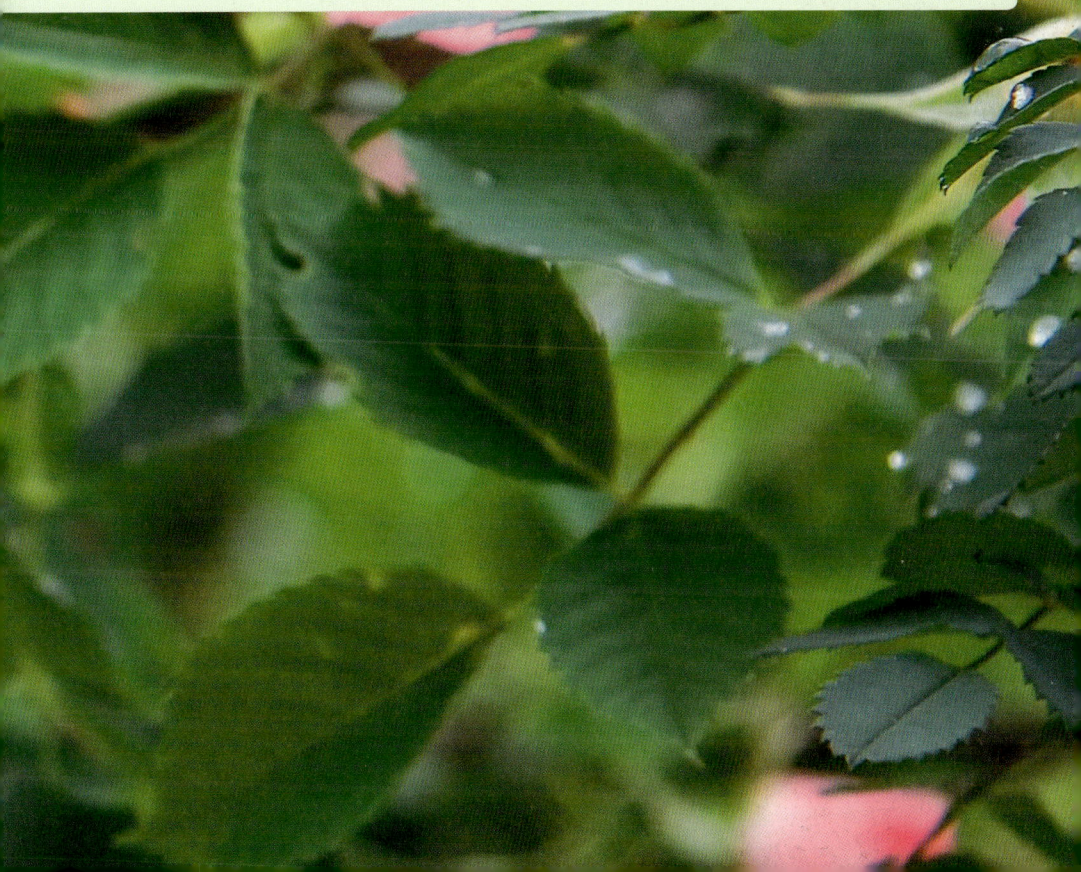

Ich möchte nun die einzelnen Blüten in ihrem Bezug zu den negativen Seelenzuständen vorstellen, die von ihnen harmonisiert werden. Dabei ist es unwesentlich, ob der Patient eine Allergie hat oder Zahnschmerzen oder ob er unter Angstzuständen oder an seinem Übergewicht leidet.

1. Agrimony (Odermennig)

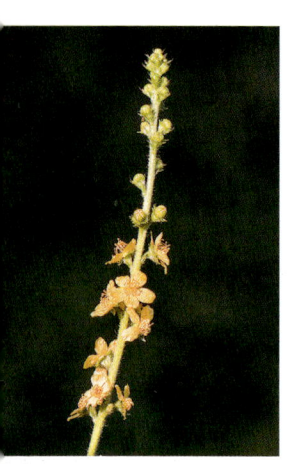

Betroffene haben Angst vor ihren Gefühlen, zeigen aber auch nach außen hin eine fröhliche Fassade, die innere Unruhe und Probleme verbergen soll. Zudem befürchten sie, ihr Gesicht zu verlieren, wenn ihre Mitmenschen erkennen, wie es wirklich um sie steht.

Dadurch ist es für Agrimony-Typen schwierig, die eigenen Probleme zu erkennen und zu lösen, denn sie schieben die Tatsache weit von sich, überhaupt welche zu haben. Ursache für diese Haltung ist die Sehnsucht nach Harmonie und heiler Welt. Indem die unerfreulichen Seiten des Lebens verleugnet werden, versucht man diese heile Welt zu schaffen, egal, wie es in der Realität aussieht.

Eigentlich sensibel versuchen sie, ihre Probleme zu überspielen, indem sie Witze reißen, mit ihren Freunden lachen oder sich durch Unternehmungen ablenken. Oft besteht ein Hang zu Drogen oder Alkohol, um der bösen Realität zu entfliehen, andere stürzen sich in die Arbeit, um nichts fühlen zu müssen, wieder andere kompensieren ihren Zustand durch Naschen oder üppige Mahlzeiten.

!

Agrimony unterstützt Stärke, Standfestigkeit und Optimismus.

Typische Verhaltenweisen:
- vermeidet Stress und Konflikte
- zeigt ungern eigene Gefühle
- gibt sich nach außen hin fröhlich, obwohl es innen anders aussieht
- sucht unter Umständen Ablenkung in Drogen und Alkohol

Wirkung von Agrimony

Agrimony kann unterstützend in der Suchttherapie (Alkohol und Drogen, aber auch Medikamentenabhängigkeit) eingesetzt werden. Die Unterdrückung von Gefühlen zeigt sich beispielsweise durch Zähneknirschen oder Nägelkauen, was in dem Maße reduziert werden kann, in dem die verdrängten Probleme und Gefühle bewältigt werden.

Zudem hilft es, Unterstützung durch Partner und Freunde zuzulassen. Agrimony-Menschen strahlen dann durch ihre Stärke und Standfestigkeit. Sie bewahren ihren Optimismus, kleiden ihn aber in ein realistisches Gewand.

2. Aspen (Espe, Zitterpappel)

Unerklärliche Angstanfälle vor meist nicht zu bestimmenden Situationen und Dingen mit dem gleichzeitigen Versuch, dies vor anderen zu verbergen, charakterisieren den negativen Aspen-Zustand. Im Dunkeln fürchtet man sich vor dem Unbekannten, kann aber nicht ausdrücken, was einen so in Angst versetzt. Mit Träumen steht Aspen im engen Zusammenhang, im blockierten Zustand vor allem mit Alpträumen. Im Begriff „Zittern wie Espenlaub" wird die Aspen-Angst deutlich.

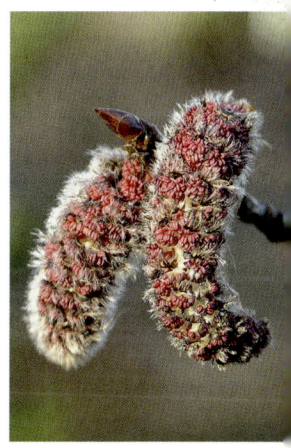

Der Aspen-Bedürftige ist sehr feinfühlig und hat eine zu geringe Abgrenzung gegen Impulse aus dem Unbewussten, fürchtet sich z. B. auch vor den eigenen Gedanken. Diese Ängste treten häufig in Verbindung mit einem esoterischen oder magischen Weltbild auf, können sich aber auch nach Drogenerfahrungen (der sogenannte Horrortrip) einstellen.

Typische Verhaltensweisen:
- leidet an unerklärlichen Angstanfällen
- ist sensibel und empfindsam
- nimmt die Ausstrahlung anderer wahr

> **!**
>
> Stark sensibilisierte Menschen können durch Aspen innere Stabilität zurückgewinnen.

Wirkung von Aspen

Körperlich sind Probleme der Halswirbelsäule zu beachten – die buchstäbliche Angst im Nacken. Auch funktionelle Herzbeschwerden können auf Aspen hinweisen. Menschen, die unter Alpträumen oder auch Einbildungen oder Wahnvorstellungen leiden, können von Aspen unterstützt werden.

Spannungen zwischen Menschen und Ängste, die allgemein in der Luft liegen, werden von Aspen-geprägten Menschen besonders stark wahrgenommen – so sehr, dass sie darunter leiden und die unangenehmen Wahrnehmungen zu ihren eigenen Gefühlen machen. Auch Menschen, die durch Meditationen oder andere bewusstseinserweiternde Techniken stark sensibilisiert wurden, können durch Aspen innere Stabilität zurückgewinnen.

> Es gibt mehrere Bachblüten, die mit dem Thema Angst in Verbindung stehen. Hier eine vergleichende Übersicht:
> **Aspen:** unbewusste und unerklärliche Ängste
> **Cherry-Plum:** Angst vor seelischen Kurzschlusshandlungen und Kontrollverlust
> **Mimulus:** spezifische Ängste, generelle Ängstlichkeit
> **Red Chestnut:** Angst und Sorge um andere
> **Rock Rose:** akute Angstzustände, Panik und Entsetzen

3. Beech (Rotbuche)

Als unnachgiebig, kleinlich, überkritisch und dadurch isoliert von anderen werden Menschen erlebt, die Beech benötigen.

Im negativen Beech-Zustand urteilen die Betroffenen hart über andere Menschen und deren Schwächen. Selbst harmlose Kleinigkeiten werden zum Anlass genommen, andere scharf zu verurteilen und kein gutes Haar an ihnen zu lassen. Statt Verständnis wird dem Gegenüber Arroganz entgegengebracht oder auch versucht, ihn nach den eigenen Vorstellungen zu verändern.

Oft sind es Menschen mit Minderwertigkeitskomplexen, die in ihrem Leben selbst schon viel Ablehnung erfahren haben. Sie erhöhen sich, indem sie andere erniedrigen. Zu Beech-Menschen passt die Aussage: Er erkennt den Splitter im Auge des anderen, aber übersieht den Balken im eigenen Auge. Disziplin und Genauigkeit sind die Tugenden, an die sie sich klammern und die ihnen Halt geben. Häufig haben Menschen im negativen Beech-Zustand auch Magen-Darm-Probleme, die sich in Form von Magenkrämpfen, Reizmagen oder Reizdarm äußern können. In übergeordnetem Sinne besteht ein Zusammenhang mit allergischen Erscheinungen, in der Allergie finden wir auf der körperlichen Ebene die Intoleranz und Bekämpfung des Anderen.

Die Betroffenen haben nicht nur starre Ansichten, sondern sind auch körperlich verspannt. Insbesondere Schulter- und Nackensteifigkeit bringen zum Ausdruck, wie eingefahren sie in ihrer Weltsicht sind, sie können buchstäblich nicht mehr nach rechts oder links schauen.

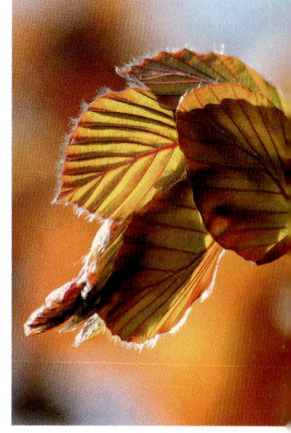

Typische Verhaltensweisen:
- ist äußerst kritisch
- hat eher wenig Einfühlungsvermögen
- hat Schwierigkeiten, Veränderungen anzunehmen

Wirkung von Beech
Im positiven Beech-Zustand hat man einen klaren diagnostischen Blick, gepaart mit Verständnis und Mitgefühl. Man ist mit der Welt verbunden und kann daraus Kraft schöpfen. Mit großer Toleranz erkennt man, was in anderen Menschen vorgeht und entwickelt Verständnis und Nächstenliebe.

> **!** Im positiven Beech-Zustand hat man einen klaren diagnostischen Blick.

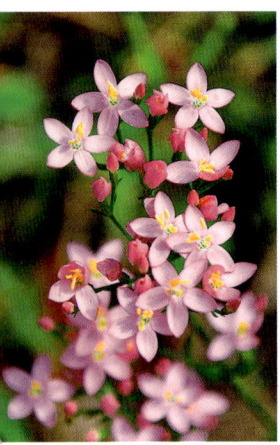

4. Centaury (Tausendgüldenkraut)

Der Betroffene ist fremdbestimmt und lässt sich von anderen unterdrücken, ist gutmütig und wird daher leicht von anderen ausgenutzt und beherrscht; er kann sich nicht abgrenzen. Er hat wenig Selbstwertgefühl und kann nicht unterscheiden zwischen wohlmeinenden Menschen und solchen, die ihn ausnutzen. Centaury steht im Zusammenhang mit der Hingabe an eine Aufgabe oder an andere Personen.

Artige Kinder, die ihren Eltern das Leben leicht machen oder treu sorgende Ehefrauen, die ihrem Mann jeden Wunsch von den Lippen ablesen, sind typische Menschen im Centaury-Zustand. Voller Hingabe ordnen sie sich anderen unter und leben deren Leben mehr als ihr eigenes.

Und genau hier liegt auch das Hauptproblem des für andere eigentlich so angenehmen Centaury-Zustands. Dieser Typ lebt das, was von ihm erwartet wird, und ordnet die eigenen Bedürfnisse unter. Er besitzt nur ein geringes Maß an Eigenständigkeit. „Ich kann einfach nicht Nein sagen" ist eine typische Äußerung.

Typische Verhaltenweisen:
- hat Schwierigkeiten, Nein zu sagen
- lässt sich leicht beeinflussen
- kann sich schlecht durchsetzen
- ist sehr hilfsbereit

Wirkung von Centaury

Menschen, die sich in die Abhängigkeit von anderen begeben haben, ihnen sogar unter Umständen hörig sind, lernen, Eigenständigkeit zu entwickeln und sich aus der selbst gewählten Sklaverei zu befreien. Das Erkennen und auch Anerkennen der eigenen Bedürfnisse kann sich einstellen, Abgrenzung erfolgen.

Centaury-Charaktere fühlen sich oft ausgebrannt, sie gehen in ihrer Selbstaufgabe über ihre Kräfte und opfern sich auf. Eine schlechte Haltung, die sich letztlich in den Krankheitsbildern Morbus Scheuermann oder auch Morbus Bechterew zeigt, drückt die unterwürfige Seelenlage aus. Auch Menschen, die unter Migräne leiden, sind oft im negativen Centaury-Zustand. Centaury befähigt zu echter Hingabe und der Entscheidung, ob man sich einer Aufgabe widmen will oder nicht. Damit fällt es leichter, sich in Gruppen einzugliedern, ohne sich selbst aufzugeben.

> **!** Mit Centaury lassen sich die eigenen Bedürfnisse erkennen und anerkennen.

Eine kleine Anekdote zur Wirkung von Centaury: Nach nur kurzer Zeit der Einnahme von Centaury platzte Frau K. der Kragen. Ehegatte und heranwachsender Sohn saßen wie immer erwartungsvoll am Frühstückstisch und harrten der üblichen Bewirtung, ohne selbst auch nur einen Finger zu rühren. Schließlich war das schon immer so gewesen. Doch irgendwas war anders: Frau K. konnte einfach nicht mehr so weitermachen. Es brach aus ihr heraus, und ehe sie selbst wusste, was passierte, hatte sie den Brötchenkorb gepackt und die Brötchen quer durch die Küche auf ihre beiden Männer gefeuert – und schob noch einige befreiende Worte hinterher. Dann herrschte einige Sekunden absolute Stille, Fassungslosigkeit machte sich breit, dann verließen die beiden ohne ein Wort die Küche. Das musste schließlich erst einmal verdaut werden. „Sollten sich etwa neue Zeiten einstellen?" Frau K. erzählte mir voller Stolz und Zufriedenheit von dieser Begebenheit: Sie, die beim ersten Besuch in der Praxis geduckt und völlig verschüchtert gewesen war, stand aufrecht vor mir, mit blitzenden Augen, kaum wiederzuerkennen.

5. Cerato (Bleiwurz)

Der Cerato-Typ zeichnet sich durch fehlendes Selbstvertrauen und Identitätsgefühl aus, bedingt dadurch, dass er kein Vertrauen in seine eigene Intuition und Wahrnehmung hat.

Er vertraut seiner inneren Stimme nicht, fragt ständig andere um Rat und gerät in Gefahr, sich obskuren Ratgebern auszuliefern und immer nur noch das zu tun, was andere einem empfeh-

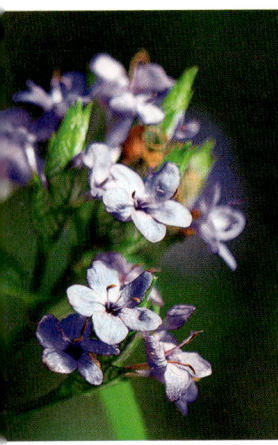

len, selbst wenn er eigentlich genau weiß, dass etwas anderes richtig wäre. Die Vielzahl von Tipps, das riesige Angebot an Diäten oder die vielen möglichen Farben oder Typen beim Autokauf verwirren ihn. Kaum hat er sich für eine Möglichkeit entschieden, schon kommen ihm Zweifel, ob eine andere Entscheidung nicht die bessere wäre – und wendet sich wieder hilfesuchend an den nächsten Berater.

Typische Verhaltenweisen:
- kann sich nur schlecht spontan entscheiden
- hat Angst vor Verantwortung
- vertraut nicht auf seine innere Stimme
- orientiert sich an anderen Menschen

Wirkung von Cerato
Auf der körperlichen Ebene kann sich die Unsicherheit des Cerato-Zustands in Schwindel und Gleichgewichtsstörungen zeigen, das mangelnde „Bauchgefühl" kann sich auch in innerer Leere oder Kopfweh ausdrücken. Die Betroffenen fühlen sich insgesamt unausgeglichen und können sich nicht entscheiden.

Wenn man sich im positiven Cerato-Zustand befindet, dann kann man auf sein Wissen und seine Intuition zugreifen. Man vertraut sich selbst und seinen Entscheidungen und gibt sein Wissen gerne an andere weiter. Die Meinungen von anderen hört man sich an, lässt sie in die eigenen Überlegungen einfließen, macht sich aber nicht von ihnen abhängig. Im Endeffekt verlässt man sich aber auf die eigene innere Stimme.

> **!**
> Im positiven Cerato-Zustand kann man auf sein Wissen und seine Intuition zugreifen.

6. Cherry Plum (Kirschpflaume)

Der Cherry-Plum-Typ hat Angst vor Kontrollverlust. Er steht in Verbindung mit der Angst vor dem inneren Pulverfass, vor Kurzschlusshandlungen, vor inneren, auch gewalttätigen oder aggressiven Impulsen.

In jedem von uns stecken positive, aber auch negative und zerstörerische Kräfte, und es lässt sich nicht verhindern, dass diese zuweilen an die Oberfläche dringen und bewusst gemacht werden wollen. Je mehr wir diese Anteile unterdrücken, umso mehr Druck bauen sie auf und umso unheimlicher wird uns dieser Bereich.

Typische Verhaltenweisen:
- hat Angst davor auszurasten
- neigt zu Wutausbrüchen
- fühlt sich emotional blockiert
- hat Angst, den Gefühlen freien Lauf zu lassen

Wirkung von Cherry Plum

Cherry Plum ist ein Bestandteil der Notfalltropfen. Diese Blüte ist für alle Menschen, die so stark unter Druck stehen, dass sie befürchten, im nächsten Moment entweder Amok zu laufen, laut loszuschreien, gewalttätig oder ganz einfach verrückt zu werden. Sie können durch Cherry Plum Erleichterung finden.

Menschen, die schon mal an psychiatrischen Erkrankungen litten und befürchten, einen Rückfall zu bekommen, können durch Cherry Plum Unterstützung bekommen. Auch Bettnässer benötigen oft Cherry Plum: Diese Kinder halten tagsüber ihre Gefühle zurück und stehen unter starkem Druck, der sich nur im Schlaf entladen kann.

Auch bei neurologischen Erkrankungen, bei unkontrollierbaren Handlungen wie Nägelkauen, Tics oder Zähneknirschen kann Cherry Plum eine wertvolle Unterstützung bieten. Hervor-

> **!**
> Cherry Plum hilft gut bei hohem Blutdruck.

ragende Ergebnisse konnte ich beobachten bei Personen, die unter hohem Blutdruck litten, der ihre erhöhte innere Anspannung zum Ausdruck brachte. Auch chronischer Juckreiz, mit oder ohne Ekzem, kann den Cherry-Plum-Zustand anzeigen.

Im positiven Cherry-Plum-Zustand kann man seine inneren Kräfte nutzen, um das zu tun, was man wirklich will. Entspannung und Zuversicht stellen sich ein. Krisensituationen werden überstanden, ohne dadurch dauerhaften Schaden zu nehmen.

7. Chestnut Bud (Knospe der Rosskastanie)

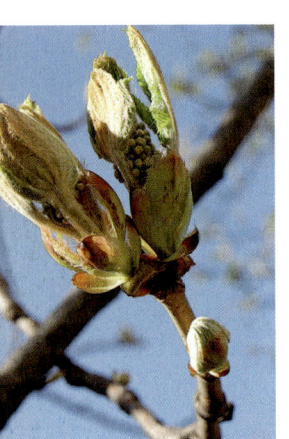

Chestnut Bud steht ganz im Zeichen des Lernens aus Erfahrungen. Im negativen Zustand sind wir unfähig, aus unseren eigenen und den Fehlern anderer zu lernen. Egal ob aus Desinteresse, Eile oder Blindheit sich selbst und der Umgebung gegenüber: Man nimmt nicht genau wahr, welche Rolle man selbst beim Erlebten spielt, und ist daher auch nicht in der Lage, dieses Verhalten zu ändern. Im Gegenteil, nach unerfreulichen Erlebnissen stürzt man sich gleich in die nächste Erfahrung, ohne sich Zeit zur Verarbeitung zu lassen.

Statt der Wahrnehmung der realen Umgebung spiegelt man sich lieber in seinen eigenen Gedankenwelten und zimmert sich so ein Weltbild, dass mit der echten Welt wenig zu tun hat. Die Folge davon ist, dass uns immer wieder die gleichen Missgeschicke widerfahren. Man verliebt sich beispielsweise immer in den gleichen Menschentyp, obwohl man eigentlich wissen müsste, dass es nicht gutgehen kann. Oder man macht die gleichen Fehler im Beruf, in der Freizeit und seiner Gesundheit gegenüber. Auf der körperlichen Ebene ist die Tendenz zu wiederkehrenden Krankheiten zu beobachten. Auch Verletzungen oder Unfälle aus Unaufmerksamkeit treten vermehrt auf. Körperliche Symptome, die auf Störungen hinweisen, werden einfach ignoriert oder gar nicht erst wahrgenommen.

Typische Verhaltenweisen:
- lernt nicht aus eigenen Erfahrungen
- ist ungeduldig
- kann sich nur schwer konzentrieren

> ❗ Chestnut Bud hilft dabei, aus Erfahrungen zu lernen.

Wirkung von Chestnut Bud
Diese Blüte hilft wunderbar Schülern, die sehr oberflächlich lernen: Sie können oder wollen ihre Flüchtigkeitsfehler nicht abstellen, immer wieder wird das Gleiche falsch gemacht.

Chestnut Bud unterstützt uns dabei, aus den gemachten Erfahrungen zu lernen, Schlüsse aus dem Erlebten zu ziehen und, falls nötig, das Verhalten zu ändern. Geistig ist man hellwach und aufmerksam.

8. Chicory (Wegwarte)

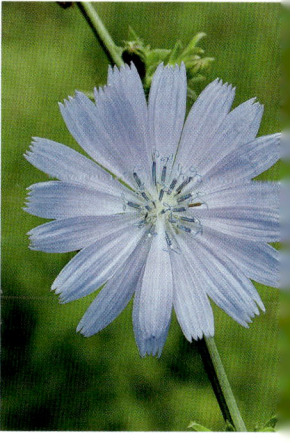

Diese Charaktere haben die Tendenz, andere von sich abhängig zu machen, sich einzumischen und im eigenen Sinne zu programmieren. Sofern dies nicht gelingt, gehen sie in Selbstmitleid auf. „Schau, wie schlecht es mir geht, wenn du dies oder jenes tust oder dies oder jenes nicht tust" – so oder ähnlich lautet ein typischer Satz. Für eigene Leistungen, die zum Teil auch aufgedrängt werden, wird Dankbarkeit erwartet. Es ist das Bild der „bedürftigen Mutter", die alles dafür tut, wichtig und unersetzlich zu bleiben, selbst wenn die Kinder schon flügge geworden sind. Im tiefsten Innern ist es die Angst vor Einsamkeit, innerer Leere und Nutzlosigkeit und davor, loszulassen und sich anderen Aufgaben zu widmen. Natürlich können auch Männer den negativen Chicory-Zustand aufweisen.

Das positive Chicory-Potenzial wird verkörpert durch selbstlose Liebe, die gibt, ohne zu fordern, und die mit bedingungsloser Hingabe für andere da ist.

Typische Verhaltenweisen:
- verlangt Zuneigung und Gesellschaft
- ist übervorsorglich
- beeinflusst gerne andere
- opfert sich für die Familie auf

Wirkung von Chicory

Chicory kann Menschen helfen, die sich nach Liebe sehnen und versuchen, diese durch Fürsorge und Manipulation zu erzwingen. Die gluckenartige Mutter, überbesorgte Eltern, Menschen mit berechnenden Liebesdiensten oder mit Neigung zu gefühlshaften Erpressungen können durch Chicory lernen, aus sich selbst heraus zu lieben. An Chicory ist immer dann zu denken, wenn der Krankheitsgewinn hoch ist, es sich also lohnt, krank zu werden, weil dadurch andere gebunden werden und einem Aufmerksamkeit entgegenbringen.

Wenn man den negativen Chicory-Zustand überwindet, erwächst die so dringend ersehnte Liebe aus dem eigenen Inneren und kann dann nicht nur einen selbst beglücken, sondern auch bedingungslos zu anderen überfließen: Man kann schenken, ohne Bedingungen daran zu knüpfen, man ist sich selbst genug und fühlt sich geborgen in sich selbst.

> **!**
> Wer den negativen Chicory-Zustand überwindet, fühlt sich geborgen in sich selbst.

9. Clematis (Weiße Waldrebe)

Der Clematis-Typ zeigt sich als Träumer, ist geistesabwesend, hat einen schwachen Lebenswillen und wenig Interesse am Leben. Im negativen Clematis-Zustand fühlt man sich nicht wohl in der schnöden, kalten Realität und lenkt seine Aufmerksamkeit lieber in die Innenwelt, die Welt der Fantasie oder auch in die Zukunft: „Ach, wenn das alles erst einmal vorbei ist!", „Ach, wenn ich doch erst einmal meinen Märchenprinz gefunden habe ..." sind typische Äußerungen. Der Clematis-Typ wirkt leicht zerstreut und ist kaum ansprechbar. Clematis-Menschen haben oft kalte

Hände und Füße. Im Krankheitsfall erholen sie sich nur schwer, da sie nur wenig Interesse daran haben, gesund zu werden.

Auch das Gedächtnis von Clematis-Menschen scheint zu leiden, denn sie widmen der Gegenwart so wenig Aufmerksamkeit, dass sie sich nicht merken, was sie gehört oder gesehen haben. Die Fantasie von Clematis-orientierten Menschen ist hingegen oft sehr stark ausgeprägt. Das können sie für Kreativität nutzen, führt aber oft auch zu irrealen Vorstellungen von der Wirklichkeit.

Typische Verhaltenweisen:
- flüchtet bei Problemen in Träume
- wirkt unaufmerksam und zerstreut
- hat ein mangelndes Interesse an den Dingen
- besitzt einen schwachen Lebenswillen

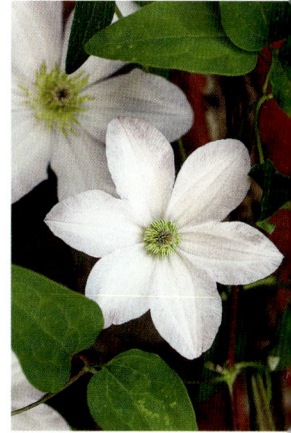

Wirkung von Clematis
Tagträumer, der zerstreute Professor oder verhinderte Künstler sind es, denen Clematis helfen kann, ihre Phantasie in reale Kreativität umzusetzen, z. B. in Malerei, Poesie, Geschichten. Auch Menschen, die lieber ihre Tage vor dem Fernseher oder mit Computerspielen verbringen, als sich dem Leben zu stellen, können von Clematis profitieren.

Bei Störungen oder Schwäche der Sinnesorgane ist an Clematis zu denken, weil die Betroffenen ihr Augenmerk lieber nach innen richten als nach außen: Im positiven Clematis-Zustand lernt man, seine Kreativität in der Wirklichkeit umzusetzen. Aus Träumen werden Bilder, Musik, Texte, Mode oder Filme. Man bringt sein Potenzial ins Leben ein und gestaltet aktiv die eigene und die gemeinsame Zukunft der Menschen. Menschen im positiven Clematis-Zustand erkennen die schönen Aspekte der Welt um sie herum.

> **!**
> Menschen im positiven Clematis-Zustand erkennen die schönen Aspekte der Welt um sie herum.

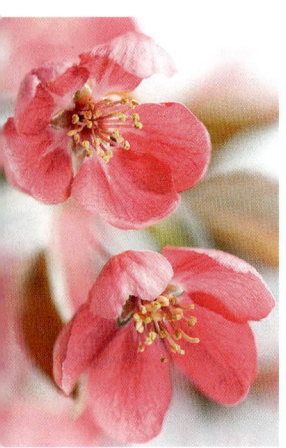

10. Crab Apple (Holzapfel)

Crab Apple ist die Reinigungsblüte. Sie steht in Verbindung mit Ordnung, Perfektion und Makellosigkeit. Der Crab-Apple-Typ fühlt sich innerlich wie äußerlich beschmutzt, hat ein starkes Reinigungsbedürfnis, ist überempfindlich gegen Schmutz, Bakterien und Unordnung und hat Angst vor Ansteckung und Körperkontakt (besonders oft angezeigt bei Allergie-Patienten). Viele Menschen im negativen Crab-Apple-Zustand leiden unter Waschzwang oder Putzfimmel. Durch die äußerlichen Reinigungen versuchen sie ihren inneren Zustand zu kompensieren. Das jedoch tut der Haut nicht gut, da diese durch das häufige Waschen oder Desinfizieren geschädigt wird. Dies verstärkt die Neigung zu Hautunreinheiten, obwohl Crab-Apple-Menschen sowohl durch verzichtreiche Ernährung als auch durch Pflegemaßnahmen alles für eine reine Haut tun.

Häufig neigen Crab-Apple-Menschen auch zu ausgeprägter Angst vor Krankheitserregern, Umweltgiften, Nahrungsgiften, Insekten und Natur. Sie ekeln sich auch vor Körperflüssigkeiten, selbst vor ihren eigenen. „Warum muss ich nur jeden Monat meine Periode haben? Das ist doch widerlich!" fragte sich eine Patientin. Oft haben die Betroffenen ein gestörtes Verhältnis zu ihrer Körperlichkeit und Sinnlichkeit.

Selbst leichte Krankheitssymptome werden als unerträglich empfunden und sollen möglichst sofort wieder verschwinden. Crab-Apple-Menschen haben wenig Geduld mit notwendigen Heilungsprozessen, sie können körperliche Beschwerden nicht als normal akzeptieren.

Menschen, zu denen Crab Apple passt, haben ein starkes Verlangen nach einer aufgeräumten, klaren und sauberen Welt. Oft sind sie besonders sensibel und lassen sich daher von kleinen Störungen in ihrer Umgebung stark beeinträchtigen.

Typische Verhaltensweisen:
- großes Verlangen nach Sauberkeit und Hygiene
- übertriebene Angst vor Ansteckung
- Angst vor Unordnung und Schmutz
- lehnt oft den eigenen Körper ab

Wirkung von Crab Apple
Im positiven Crab-Apple-Zustand kann man innere und äußere Reinheit schaffen, ohne sich darin zu verlieren. Man bekommt einen scharfen Blick für Ungeklärtes und das Talent, Klarheit in solche Zustände zu bringen. Crab Apple unterstützt die natürlichen Reinigungsvorgänge im Körper und schützt vor Ansteckung. (Ich setze es übrigens mit großem Erfolg zur Schädlingsbekämpfung bei Pflanzen ein.)

> Im positiven Crab-Apple-Zustand kann man Reinheit schaffen, ohne sich darin zu verlieren.

11. Elm (Ulme)

Elm steht in Verbindung mit dem Prinzip der Verantwortlichkeit und Stärke. Der Elm-Typ fühlt sich aktuellen Anforderungen nicht gewachsen, er ist erschöpft und verzagt, es fehlt ihm an Selbstsicherheit.

Meistens sind starke Persönlichkeiten betroffen, die bereit sind, Verantwortung übernehmen. Elm-Persönlichkeiten stehen eigentlich jeden Tag ihren Mann (oder ihre Frau), doch plötzlich tritt das Gefühl auf, eine Aufgabe nicht bewältigen zu können, auch wenn sie im Vergleich zu ihren sonstigen Aufgaben nur eine Kleinigkeit sein sollte.

Auf der körperlichen Ebene stehen akute Erkrankungen im Vordergrund. Typisch sind Hexenschuss und Rückenbeschwerden – man hat sich buchstäblich zu viel aufgebürdet –, aber auch schwere Kopfschmerzen können das Zuviel zum Ausdruck bringen. Die Betroffenen haben das Bedürfnis nach Rückzug. „Ich würde mich am liebsten in ein Mauseloch verkriechen und die Welt draußen lassen", so eine Patientin.

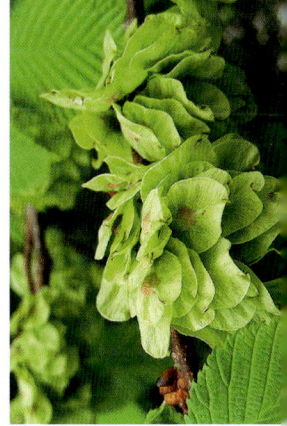

Der negative Elm-Zustand ist der der Überforderung. Warnsignale wurden übersehen, und der Betroffene lädt sich immer mehr Verantwortung auf, bis eine eher kleine Aufgabe zum Tropfen wird, der das Fass zum Überlaufen bringt. Solch ein Zusammenbruch tritt manchmal in Zusammenhang mit äußeren Belastungssituationen wie steigendem beruflichen Druck oder körperlichen Veränderungen wie den Wechseljahren auf.

Typische Verhaltenweisen:
- zweifelt plötzlich an den eigenen Fähigkeiten
- hat Versagensängste
- ist zeitweilig erschöpft
- bürdet sich zu viel auf

Wirkung von Elm
Mithilfe von Elm kann es den Betroffenen gelingen, die aktuelle Situation zu bewältigen. Es wirkt wie eine Art psychologisches Riechsalz. Nach Überwindung des negativen Elm-Zustands findet man zu seiner alten Stärke zurück. Man fühlt sich seinen Aufgaben gewachsen. Dann gelingt es auch, auf seine innere Stimme zu hören und Warnsignale zu beachten. Man legt Pausen ein, wenn es nötig ist, lernt Aufgaben zu delegieren und nur so viel zu übernehmen, wie auch bewältigt werden kann.

> **!**
> Elm wirkt wie ein psychologisches Riechsalz und führt zu alter Stärke zurück.

12. Gentian (Gelber Enzian)
Gentian steht in Verbindung mit Vertrauen und Zuversicht. Wer Gentian benötigt, ist meist voller Zweifel über die Welt und leidet darunter. Die Betroffenen sind skeptisch, pessimistisch, unsicher und schnell entmutigt. Etwas in ihnen ist überzeugt davon, dass etwas nicht klappen kann, weil es schon einmal nicht geklappt hat. Und so gehen sie schon mit negativer Einstellung an Aufgaben heran. Das erwartete und deshalb eintretende Scheitern bestärkt sie in ihrer Einstellung. Ein Teufelskreis.

Im Krankheitsfall finden sie schnell Beispiele dafür, niemals wieder gesund werden zu können. Und rechnen mit dem Schlimmsten. Sie zweifeln daran, dass ihnen geholfen werden kann, sind voller Skepsis dem Behandler und seinen Methoden gegenüber. Entsprechend ihrer Einstellung bezweifeln Menschen im negativen Gentian-Zustand auch die Wirkung der Bachblüten.

Pessimisten sind ebenso Kandidaten für Gentian wie Menschen, die aufgrund von Schicksalsschlägen mit ihrem Leben hadern. Menschen im negativen Gentian-Zustand wissen, warum sie unglücklich und voller Skepsis sind, es ist das Mittel für die reaktive Form der Depression.

Alles wird negativ interpretiert, oft werden einzig schlechte Nachrichten zur Kenntnis genommen. „Ich stelle mir immer die schlimmste Möglichkeit vor, so kann ich wenigstens nicht enttäuscht werden", so ein Patient in meiner Sprechstunde. Dass er mit dieser negativen Haltung auch sein Leben negativ beeinflusst, ist dem Gentian-Patienten normalerweise nicht bewusst.

Typische Verhaltensweisen:
- lässt sich schnell entmutigen
- reagiert bei Fehlschlägen depressiv
- hat eine negative Lebenseinstellung

Wirkung von Gentian
Im positiven Gentian-Zustand wird das Vertrauen an die Welt, das Leben und an sich selbst gestärkt. Dieser Glaube ist jedoch nicht blind, sondern gepaart mit positiver Skepsis. Man ist in der Lage, Konflikte zu sehen, zu akzeptieren und mit ihnen zu leben, ohne zu stark unter ihnen zu leiden. Auch in schwierigen Situationen stellt man sich dem Leben voller Zuversicht.

> **!**
> Mit Gentian ist man in der Lage, Konflikte zu akzeptieren, ohne zu stark unter ihnen zu leiden.

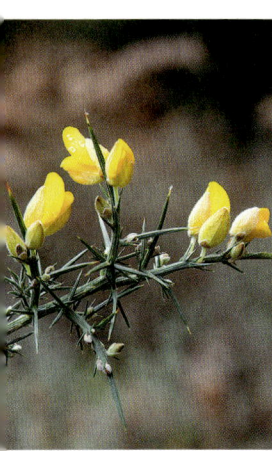

13. Gorse (Stechginster)

Der Gorse-Typ ist zu erschöpft und hoffnungslos, um ohne die Hilfe anderer noch etwas Neues zu versuchen. Gorse steht für die Hoffnung. Im blockierten Gorse-Zustand hat man die Hoffnung weitgehend verloren.

Häufig sind es Menschen, die unter schweren oder chronischen Krankheiten leiden, die Gorse benötigen. Sie haben viele Heilmethoden ausprobiert und nichts hat geholfen. Oder sie haben alles versucht, einen neuen Arbeitsplatz zu finden, finanziell wieder auf die Beine zu kommen oder einen Partner zu finden. Doch nun haben sie die Hoffnung aufgegeben und möchten auch keine weiteren Versuche mehr unternehmen, ihre Lage zu verbessern.

Trotz der Hoffnungslosigkeit ersehnt sich der Gorse-Mensch eine Art Wunder, das von außen kommt. Dass echte Heilung nur von innen kommen kann, ist einem im blockierten Gorse-Zustand nicht bewusst. Gorse kann in solchen Fällen der erste Schritt zur Besserung sein.

Typische Verhaltenweisen:
- glaubt nicht an eine Verbesserung der eigenen Situation
- hält es für sinnlos, auf Hilfe zu hoffen
- ist pessimistisch

Wirkung von Gorse

Gorse kann im eigentlichen Sinne nicht heilen, aber psychisch wieder Mut machen. Und ohne Hoffnung auf eine Besserung kann oft keine Heilung eintreten, weil sie durch die Psyche blockiert wird. So hilft es Menschen, die Einschränkungen durch Krankheit oder Behinderung nicht akzeptieren können, oder die in schwierigen Lebenssituationen feststecken.

Im positiven Gorse-Zustand sieht man seine schwierige Situation als Herausforderung. Man entwickelt Zuversicht, dass eine

> ! Gorse kann psychisch wieder Mut machen.

Besserung der Umstände möglich ist. Man lernt sein Schicksal anzunehmen und leidet nicht mehr darunter.

14. Heather (Heidekraut)

Der Heather-Typ ist egozentrisch, heischt nach Anerkennung und macht sich so abhängig von seinen Mitmenschen. Heather steht im positiven Sinne für Hilfsbereitschaft und Einfühlungsvermögen. Im negativen Heather-Zustand kommt es zu starker Selbstbezogenheit und Bedürftigkeit.

Heather-Menschen im blockierten Zustand sind häufig vollständig auf sich selbst fixiert und reden extrem viel und nur von sich und ihren Problemen. Das Leben ihrer Gesprächspartner interessiert sie überhaupt nicht.

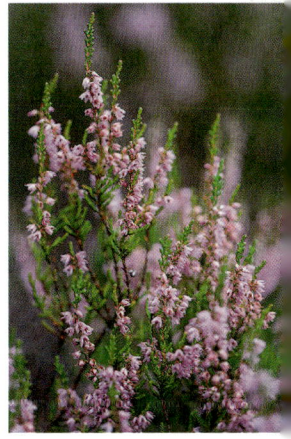

Heather symbolisiert das „bedürftige Kind", Bach nennt das „the needy child". „Charlotte fing schon mit einem Jahr an zu sprechen und seitdem hat sie auch nicht mehr damit aufgehört", seufzte eine Patientin, die mit ihrer fünfjährigen Tochter in die Praxis gekommen war. Das Gespräch gestaltete sich schwierig, weil Charlotte ständig dazwischenplapperte oder Schubläden aufriss, etwas umschmiss usw.

Um von einem typischen Heather-Menschen in Ruhe gelassen zu werden, bedarf es oft drastischer Mittel, und man muss sehr deutlich oder gar unfreundlich werden, um den Redeschwall zu stoppen.

Vorübergehend kann der negative Heather-Zustand bei Menschen vorkommen, die gerade von akuten Problemen geplagt werden und das Bedürfnis haben, darüber zu sprechen oder bedauert zu werden. In diesen vorübergehenden Situationen tut es einfach gut, wenn man über seine Probleme reden kann.

Oft erreichen Heather-Charaktere mit ihrem Verhalten das Gegenteil von dem, was sie möchten. Die Umgebung geht auf Abstand, weil diese Menschen ihnen einfach zu anstrengend und fordernd sind. Dann versuchen diese, durch Schweigen oder andere Strategien die Aufmerksamkeit zu erzwingen. Oder ergehen sich in Übertreibungen, aus der Mücke wird ein Elefant gemacht.

Heather-Charaktere können schlecht allein sein, sie brauchen die Bestätigung durch andere. Krankheit mit Bettlägerigkeit ist ein beliebtes Mittel, die vermisste Aufmerksamkeit zu erfahren. Ansonsten fühlen sie sich schnell abgelehnt und ausgegrenzt.

Übrigens: Auch die Bachblüte Chicory zeichnet sich im blockierten Zustand durch Aufdringlichkeit aus. Bei Chicory ist es aber die „bedürftige Mutter", die gibt, um Aufmerksamkeit und Liebe zu erhalten und klagt, wenn sie sich nicht genügend geliebt fühlt. Bei Heather ist es das „bedürftige Kind", das nicht gibt, sondern ein Übermaß an Aufmerksamkeit fordert.

Typische Verhaltenweisen:
- ist ständig mit sich und seinen Problemen beschäftigt
- kann nicht gut allein sein
- steht gerne im Mittelpunkt
- neigt zu Selbstmitleid

Wirkung von Heather

Im positiven Heather-Zustand können Menschen sehr gut zuhören. Sie sind einfühlsam und geben ihrer Umgebung viel Aufmerksamkeit. In ihrer Nähe fühlen sich andere sehr geborgen und voller Vertrauen. Dadurch bekommen die positiven Heather-Menschen dann die Aufmerksamkeit, nach der sie sich im früheren negativen Zustand gesehnt hatten.

> Menschen im positiven Heather-Zustand können sehr gut zuhören.

15. Holly (Stechpalme)

Der Holly-Typ ist misstrauisch, schnell gekränkt, neidisch, rachsüchtig und oft jähzornig. Die Bachblüte Holly steht ganz im Zeichen der Liebe – was ja auch wunderbar passt, denn die Stechpalme mit dem schönen englischen Namen „holly" wird als Zimmerschmuck zu Weihnachten, dem Fest der Liebe, verwendet.

Im negativen Zustand äußert sich das Misstrauen beispielsweise in (grundloser) Eifersucht, Verdächtigungen („Die ziehen doch bestimmt nur über mich her!") und Neid („Wieso immer du und nicht ich?"). Die Reaktion auf „verdächtiges" Verhalten ist heftig und nicht selten aggressiv, vergessen wird nichts, selbst nach Jahren erinnert man sich an vermeintliche Kränkungen oder Ungerechtigkeiten.

Als körperliche Entsprechungen sind alle heftig auftretenden Erkrankungen zu betrachten, z. B. Magen- und Bauchkrämpfe (die sprichwörtliche Wut im Bauch), starke Schmerzen, starke allergische Reaktionen oder Blutdruckkrisen. Ein besonderer körperlicher Schwerpunkt liegt auf dem Leber-Galle-System, das bekanntlich bei Verstimmung und Reizbarkeit eine besondere Rolle spielt – daher spricht man auch von der Laus, die einem „über die Leber gelaufen" ist, oder vom „galligen" Menschen, der schnell gereizt und ungenießbar wird.

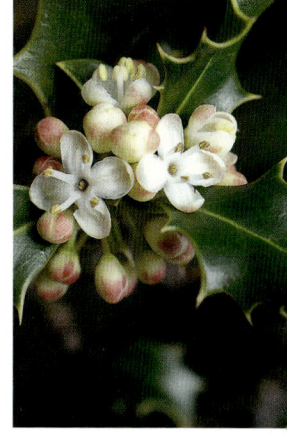

Typische Verhaltenweisen:
- regt sich schnell auf
- neigt zu unbegründeter Eifersucht
- ist misstrauisch und neidisch
- kann verbittert sein

Wirkung von Holly
Holly hat auf Körper und Seele einen positiven Einfluss; auch bei allen Herzbeschwerden müssen wir an Holly denken, ist das Thema doch das Verschließen des Herzens vor der Liebe. So hilft Holly allen, die sich wieder mehr der Liebe zuwenden wollen, weil sie unter Seelenzuständen leiden, die sie von der Liebe entfernen.

Wenn man sich vom Diktat liebloser Gefühle befreit, dann findet man leichter zu sich und anderen Menschen. Das Verständnis für unser Gegenüber wächst, und dadurch werden auch

> **!** Mit Holly kann man das Leben wieder mehr genießen.

Konflikte leichter lösbar. Man kann das Leben wieder mehr genießen, weil man auf einmal wahrnimmt, wie viel Freude es auf der Welt gibt. Quälende Gefühle können sich dank Holly auflösen und weichen der Fähigkeit zur Liebe. Edward Bach sagte: „Holly öffnet das Herz und schützt uns vor all dem, was nicht Liebe ist."

16. Honeysuckle (Geißblatt)

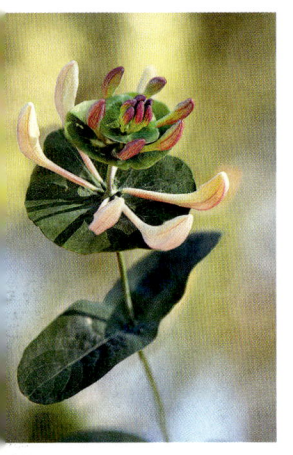

Honeysuckle steht in Verbindung mit der Wandlungsfähigkeit. Honeysuckle-Charaktere leben in der Vergangenheit. Sie haben sich aus der Realität, die nichts mehr zu bieten scheint, zurückgezogen, fort in die gute, alte Zeit.

Durch das Festhalten an der Vergangenheit fällt es den betroffenen Menschen schwer, sich zu wandeln und ihr aktuelles Leben zu meistern. In nostalgischer Sehnsucht wird verklärt, was früher war, ohne an die unerfreulichen Seiten der Vergangenheit zu denken.

Es ist kaum verwunderlich, dass Honeysuckle in besonderem Maße eine Bachblüte für ältere Menschen ist, denn im Alter leben viele Menschen mehr in der Vergangenheit als in der Gegenwart. Honeysuckle ist auch geeignet für Menschen (jeden Alters), die unter Heimweh leiden.

Aber auch nicht so Alte sehnen sich zurück in die Studentenzeit oder generell frühere Lebensumstände. Vielleicht kleiden oder frisieren sie sich noch wie damals, hören die gleiche Musik und schauen die alten Filme mit Vorliebe an.

Die Bachblüte Clematis ähnelt Honeysuckle darin, dass der Bezug zur Gegenwart gestört ist. Bei Clematis ist es jedoch eher eine Flucht in die Phantasie und die Zukunft, bei Honeysuckle die Flucht in die Vergangenheit.

Typische Verhaltenweisen:
- neigt zu Grübeln
- lebt in der Vergangenheit
- hat Schwierigkeiten, sich zu lösen
- kann sich schlecht konzentrieren

Wirkung von Honeysuckle

Honeysuckle ist hilfreich in Situationen, in denen man verpassten Gelegenheiten nachtrauert, aber auch für die Trauer um verstorbene Menschen oder den Verlust des Partners. Im positiven Honeysuckle-Zustand hat man einen lebendigen Kontakt zur Vergangenheit, lebt aber aktiv in der Gegenwart. Man kann aus seiner Erfahrung lernen und das Gelernte auf die aktuelle Situation übertragen. Viele Historiker und Archäologen sind im positiven Honeysuckle-Zustand.

> **!** Honeysuckle ist hilfreich in Situationen, in denen man verpassten Gelegenheiten nachtrauert.

17. Hornbeam (Hainbuche)

Hornbeam steht für geistige Frische. Im negativen Hornbeam-Zustand fühlt man sich schwach und ausgelaugt, wie vom Alltag aufgefressen. Ein typischer negativer Hornbeam-Zustand tritt am Montagmorgen auf, wenn man glaubt, gar keine Kraft für eine lange Arbeitswoche voller Alltagsanforderungen zu haben. Immer die gleiche Leier, jahrein, jahraus. Bei interessanten Tätigkeiten oder Änderung des normalen Trotts merkt man, dass man deutlich weniger erschöpft ist als befürchtet, und die Arbeit geht einem leicht von der Hand.

Auch wenn man lange vor dem Fernseher saß, nächtelang gelesen hat oder stundenlang im Internet unterwegs war, ist man oft geistig sehr erschöpft, ohne dass diese Erschöpfung mit einer körperlichen Verausgabung verbunden ist. Durch die mentale Müdigkeit fühlt man sich zu schlapp für körperliche Aktivitäten, was die Schlappheit umso mehr fördert.

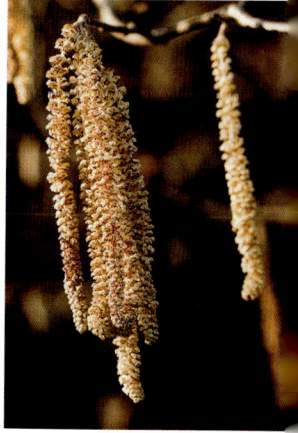

Typische Verhaltenweisen:
- kommt morgens schwer in Gang
- fühlt sich durch einseitige Belastungen erschöpft
- glaubt, die Arbeit nicht zu schaffen

Wirkung von Hornbeam

Hornbeam hilft Menschen, die Kopfarbeiter sind oder viel lernen müssen (z. B. Studenten). Die mentale Erschöpfung wird mit Kaffee oder Tee bekämpft, doch schon am nächsten Morgen fühlt man sich müder als je zuvor und kommt kaum aus dem Bett.

Hornbeam ist hilfreich beim (beginnenden) Burnout-Syndrom. Wer körperlich unausgelastet ist und sich gar nicht mehr aufraffen mag, wer sich im Alltagstrott langweilt und abends nur noch die Energie hat, sich vor den Fernseher zu setzen, der bekommt durch Hornbeam den Impuls, sich wieder neu dem Tag und den Aufgaben zu stellen.

Im positiven Hornbeam fühlt man sich voller Tatkraft und sieht jeden Tag als ein neues Abenteuer voller Herausforderungen. Man gewinnt Vertrauen in seine Fähigkeit, auch schwierige Aufgaben zu bewältigen. Morgens freut man sich schon auf den Tag und ist voller Neugier, was er einem bringen mag. Wie eine kühle, erfrischende Dusche weckt Hornbeam die Lebensgeister und zeigt, dass man eigentlich voller Kraft steckt und dass das Leben interessant ist.

> **!** Im positiven Hornbeam-Zustand fühlt man sich voller Tatkraft.

18. Impatiens (Drüsentragendes Springkraut)

Die Bachblüte Impatiens steht im Zusammenhang mit Geduld und Ungeduld. Im Sternzeichen Widder Geborene sind häufig Impatiens-Typen, sie sind ungeduldig, nervös und schnell gereizt.

Impatiens-geprägte Menschen laufen auf Hochtouren, und so haben sie oft wenig Geduld mit ihren Mitmenschen. Deren Arbeit geht ihnen zu langsam, sie denken und sprechen zu langsam. Daher machen Vorgesetzte im Impatiens-Zustand am liebsten alles selbst, nehmen ihren Mitarbeitern die Arbeit aus der Hand oder fallen ihnen ins Wort.

Impatiens-Menschen möchten die Dinge vorantreiben und können es kaum abwarten, bis ihre Umgebung auch soweit ist. Darum arbeiten Impatiens-Menschen eigentlich am liebsten alleine, weil sie dann ihr eigenes, schnelles Tempo gehen können. Oft sind es Menschen, die eine schnelle Auffassungsgabe haben und auch mehr leisten können als andere.

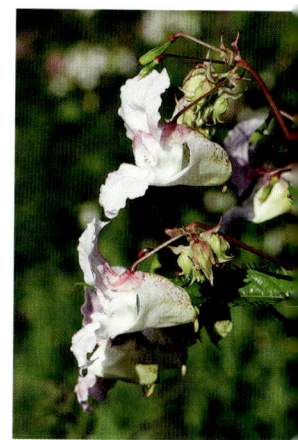

Durch die Anspannung und ihr hohes Tempo stehen die Betroffenen oft unter Dauerstress, was auf Dauer zu gesundheitlichen Problemen führt. Hoher Blutdruck, Herzklopfen, nächtliche Ruhelosigkeit und vielfältige Stresssymptome sind typisch für den Impatiens-Charakter. Sie neigen zu Wutanfällen, die aber schnell verrauchen, sie sind nicht nachtragend. Auch nervöse Tics wie Augenzwinkern, ständiges Wippen mit den Beinen, Trommeln mit den Fingern und ähnliches gehören zu den zu beobachtenden Symptomen. Zudem findet man Überreaktionen aller Art, zu denen auch Allergien gehören, im Krankheitsbild.

Das ungeduldige Bild passt zur Pflanze Springkraut, denn diese hat Samenkapseln, die auf leichte Berührung hin aufplatzen und ihre Samen in alle Richtungen schleudern.

Typische Verhaltenweisen:
- spricht und denkt schnell
- ist ungeduldig mit anderen
- wirkt oft angespannt
- neigt dazu, alles selbst zu machen

Wirkung von Impatiens
Menschen, die schnell denken und arbeiten können und denen die Umgebung zu langsam ist, können durch Impatiens mehr Gelassenheit lernen. Wenn man den Impatiens-Zustand überwunden hat, dann verfügt man weiterhin über seine schnellen

> **!**
> Mit Impatiens entwickelt man mehr Geduld mit anderen Menschen.

Gedanken und die Fähigkeit, zügig zu arbeiten, entwickelt aber mehr Geduld mit anderen Menschen.

Durch die rasche Auffassungsgabe gesellt sich zur Geduld noch ein ausgeprägtes Einfühlungsvermögen, das zu Verständnis und Mitgefühl führen kann. Aus einem unduldsamen Antreiber wird ein sanfter Diplomat.

19. Larch (Lärche)

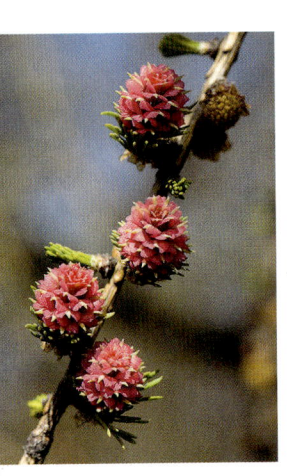

Larch steht für Bescheidenheit und Selbstvertrauen. Larch-Charaktere haben einen ausgeprägten Mangel an Selbstvertrauen und fühlen sich anderen Menschen gegenüber von Vornherein unterlegen. Die Betroffenen sind so von ihrer Unfähigkeit überzeugt, dass sie es gar nicht erst versuchen, sich neuen Herausforderungen zu stellen. Lieber verharren sie in der aktuellen Situation und schauen wehmütig auf andere, die sich mehr zutrauen und deshalb etwas aus ihrem Leben machen.

Ihren Ursprung haben die ausgeprägten Minderwertigkeitskomplexe schon in frühester Kindheit, weil ihre Eltern ihnen entweder nichts zutrauten oder ihnen das Programm „Du kannst nichts und du bist nichts" mit auf den Weg gegeben haben.

Weil man neue Aufgaben gar nicht erst ausprobiert, steht der Misserfolg von vorneherein fest. Dadurch schwindet das Selbstvertrauen weiter. Der typische Larch-Charakter denkt von sich, er sei weniger fähig als andere Menschen. Dabei handelt es sich häufig um Personen, in denen große Talente schlummern, die sie nicht entwickeln, weil ihre Persönlichkeit aus bestimmten Gründen klein gehalten wurde.

Typische Verhaltenweisen:
- ist mit seinen Leistungen und seinem Aussehen unzufrieden
- hat Angst, etwas falsch zu machen
- rechnet mit Misserfolg
- verträgt schlecht Kritik

Wirkung von Larch
Die Bachblüte Larch hilft Menschen, die sich überfordert fühlen oder die Angst vor Aufgaben (z. B. Klassenarbeiten) oder Prüfungen haben. Schüchternheit, (falsche) Bescheidenheit, leise Stimme, kalte Gliedmaßen oder schwacher Kreislauf sind Hinweise darauf, dass das eigene Potenzial nicht entfaltet und gelebt wird.

Im positiven Larch-Zustand lernt man, seine Fähigkeiten realistisch einzuschätzen. Man bewahrt sich seine Bescheidenheit, wagt sich aber an neue Aufgaben heran und stellt sich den Herausforderungen des Lebens. Dadurch kann man sich entfalten und seine Talente und Potenziale entwickeln. Bei Rückschlägen hält man tapfer durch und führt seine Aufgaben zum Erfolg.

> **!** Im positiven Larch-Zustand lernt man, seine Fähigkeiten realistisch einzuschätzen.

20. Mimulus (Gefleckte Gauklerblume)

Mimulus steht für Vertrauen und Tapferkeit. Mimulus-Charaktere sind generell ängstlich und haben wenig Zutrauen in das Leben. Meist sind es konkrete Dinge oder Situationen, die sie fürchten.

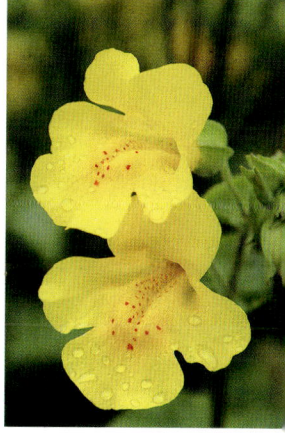

Im negativen Mimulus-Zustand hat man den Bezug zu Tapferkeit und Vertrauen mehr oder weniger stark verloren und leidet unter diversen Ängsten, wie etwa Angst vor Spinnen und Schlangen oder generell Tieren, Angst vor vielen Menschen, Angst vor Spritzen, Angst vor Krankheit und vieles mehr.

Zurückzuführen ist dies auf eine generelle Ängstlichkeit und Empfindlichkeit. Die Grenzen der Mimulus-Charaktere zum Außen sind weniger ausgeprägt als bei anderen. Der Begriff Dünnhäutigkeit passt sehr gut: Lärm, Licht, Gerüche, Menschenmengen oder Hektik, alles setzt ihnen zu. Sie brauchen mehr Ruhe als andere Menschen.

Auf der körperlichen Ebene stehen nervöse Beschwerden im Vordergrund, nervöse Blase, nervöser Darm, Herz, Magen usw. Alles ist empfindlich, jedes Organ reagiert bereits auf kleine Reize mit Symptomen. Und die ängstliche Betrachtung jedes Symptoms macht es nicht besser. Bei allen krankhaften Störungen, die mit Angst oder Furcht (bestimmbaren oder einzuordnenden Ängsten) einhergehen oder davon ausgelöst wurden, kann Mimulus erfolgreich eingesetzt werden.

Von ihrem Erscheinungsbild her sind typische Mimulus-Charaktere eher zierlich und feingliedrig, die Haut ist durchscheinend.

Typische Verhaltenweisen:
- hat vor vielen Dingen Angst
- ist empfindlich gegenüber lauten Geräuschen
- fühlt sich in Gesellschaft leicht eingeschüchtert

Wirkung von Mimulus
Die Bachblüte Mimulus hilft den Betroffenen, einen realistischen Bezug zu ihren Ängsten zu bekommen. Sie lernen mitsamt ihrer Feinfühligkeit in der rauen Welt zu bestehen.

Im positiven Mimulus-Zustand erhält man sich seine Sensibilität, schafft es aber dennoch, vertrauensvoll im Leben zu stehen. Durch die eigene Sensitivität hat man viel Verständnis für andere Menschen in ähnlichen Situationen. Menschen im transformierten Mimulus-Zustand sind tapfer und sehen zuversichtlich in die Welt.

> ! Mimulus hilft, einen realistischen Bezug zu unseren Ängsten zu bekommen.

21. Mustard (Ackersenf)

Die Bachblüte Mustard steht für Heiterkeit und Lebensfreude. Mustard-Charaktere fallen scheinbar grundlos in plötzliche Depressionen; Trauer und Schwermut bestimmen dann ihr Dasein. Tiefe Melancholie senkt sich unvermittelt über die Betroffenen, ohne dass sie sich erklären können, woher diese Traurigkeit kommt.

Der Kontakt zur Umwelt schwindet, wird vernebelt, man fühlt sich isoliert und in seiner Schwermut eingehüllt wie in einer dunklen Wolke. Die Antriebskraft geht verloren, und alle Bewegungen werden langsamer. Genauso unvermittelt, wie der negative Mustard-Zustand gekommen ist, so plötzlich löst er sich auch wieder auf und man ist heiter und aktiv wie zuvor. Die Betroffenen verstehen selbst nicht, warum sie urplötzlich so traurig sind, es gibt keinen äußeren Anlass für die melancholischen Zustände. Eher ist es eine Art diffuser Weltschmerz.

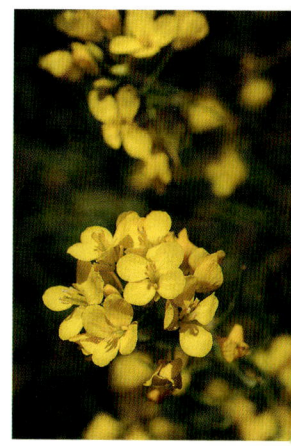

Typische Verhaltenweisen:
- leidet unter plötzlicher, unerklärlicher Traurigkeit
- fühlt sich vom Rest der Welt isoliert
- ist antriebslos
- fühlt sich mutlos

Wirkung von Mustard
Mustard hilft Menschen, die ohne äußeren Anlass zutiefst traurig sind und unter starkem Weltschmerz leiden. Sie fühlen sich wie gelähmt, starren die Wand an und können sich kaum oder gar nicht aufraffen, am gewohnten Leben teilzuhaben. Es ist ihnen dann auch nicht möglich, ihren Zustand zu überspielen.

Zwar ähnelt der blockierte Mustard-Zustand den Symptomen einer endogenen Depression, kann aber jeden Menschen mal befallen, auch ohne dass derjenige gleich unter einer echten endogenen Depression leiden muss. Bei dieser sollte unbedingt ein Spezialist zu Rate gezogen werden.

Wenn man den negativen Mustard-Zustand transformiert hat, ist man in der Lage, mit sonniger Heiterkeit auch durch schwierige Lebensphasen zu gehen. Man spürt zwar noch die Schwere dunkler Tage, wird aber nicht mehr Opfer der dunklen Stimmung, sondern behält seine innere Klarheit, die einem hilft, die Stimmungslage zu meistern. Der Kontakt zur Lebensfreude bleibt auch in schwierigen Lebensphasen erhalten.

> **!**
> Mit Mustard ist man in der Lage, mit Heiterkeit auch durch schwierige Lebensphasen zu gehen.

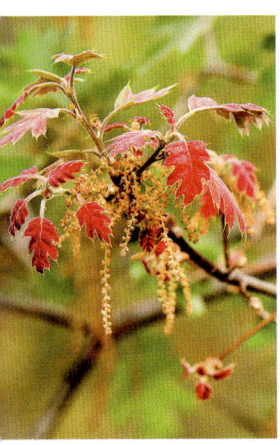

22. Oak (Eiche)

Oak symbolisiert wie der Baum Kraft und Stärke ebenso wie Ausdauer und Pflichtbewusstsein. Der typische Oak-Typ ist der pflichtbewusste Kämpfer, der seine Schwäche nach außen hin verbirgt und notfalls klaglos bis zum Zusammenbruch weitermacht.

Im blockierten Zustand werden diese Eigenschaften übertrieben, Schwäche wird nicht zugelassen oder eingestanden. Diese Lebenseinstellung kann dem Betroffenen die Lebensfreude nehmen, denn alles ist nur noch tapfere Pflichterfüllung. Im fortgeschrittenen Stadium kann es zu chronischen Beschwerden kommen, weil der Oak-Mensch sich keine Ruhe und Entspannung gönnt. Für diese Lebenshaltung wird der Oak-Typ im Allgemeinen bewundert. Auch in schwierigen Situationen gibt er nicht auf, ist die Stütze der Familie, der Firma oder der Freunde.

Der Oak-Zustand kann sich auf der körperlichen Ebene in Erschöpfung (die aber nicht zugegeben wird), chronischen Verspannungen, (Muskel-)Verhärtungen und chronischen Rückenleiden zeigen. Es fehlt die Flexibilität, man steht aufrecht, ist unbeugsam und nicht kleinzukriegen – bis der Zusammenbruch erfolgt. Wenn eine Anfälligkeit für Muskel- oder andere Faserrisse auftritt, dann ist ein Zusammenhang mit dem Oak-Zustand zu prüfen.

Im Unterschied zum Elm-Zustand erledigen Menschen im Oak-Zustand ihre Aufgaben oft nur aus Pflichtbewusstsein und leiden dann unter dauerhaften Störungen. Bei Elm haben wir es mehr mit einer vorübergehenden Schwäche zu tun.

Typische Verhaltensweisen:
- neigt zur Selbstüberforderung
- nimmt ungern Hilfe an
- besitzt ein übertriebenes Pflichtgefühl
- gönnt sich keine Entspannung

Wirkung von Oak
Oak hilft all denen, die in Überforderung ihrer Kräfte krank geworden sind. Im positiven Oak-Zustand lernt man, seine Stärke mit den notwendigen Pausen aufrechtzuerhalten und auch Arbeit zu delegieren. Man erkennt, dass in der Ruhe die Kraft liegt und mit einer Portion Lockerheit mehr und mit Freude zu schaffen ist. Wenn man dies zulässt, dann verschwinden auch die Symptome, die durch die rigide Pflichtausübung entstanden sind.

> **!** Im positiven Oak-Zustand lernen Sie, Ihre Stärke mit den notwendigen Pausen aufrechtzuerhalten.

23. Olive (Olive)

Olive steht für Kraft und Regenerationsfähigkeit. Der negative Zustand zeigt sich in ausgeprägter Erschöpfung von Körper und Geist. Der blockierte Olive-Zustand kann nach langer, zehrender Krankheit auftreten, aber auch nach einer Phase starker beruflicher oder familiärer Belastung, z. B. durch die Versorgung pflegebedürftiger Angehöriger.

Typisch für den negativen Olive-Zustand ist die Energielosigkeit; nicht mal zu seinen Hobbys kann man sich aufraffen. Am liebsten möchte man nur noch schlafen oder irgendwo sitzen und Löcher in die Luft starren. Alle Symptome des anfänglichen Burnout-Syndroms sind zu beobachten.

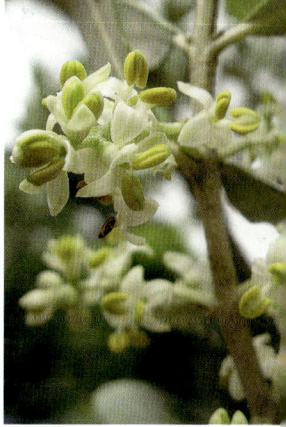

Typische Verhaltenweisen:
- fühlt sich körperlich und seelisch erschöpft
- empfindet keine Freude mehr
- möchte nur noch seine Ruhe haben

Wirkung von Olive
Olive hilft Menschen, die unter starker Belastung standen oder lange krank waren und deren Batterien nun leer sind. Im positiven Olive-Zustand ist der Energiehaushalt wieder ausgeglichen, man fühlt sich von Kraft durchströmt.

> **!** Olive hilft, mit den eigenen Kräften hauszuhalten.

Wer häufiger in seinem Leben im negativen Olive-Zustand ist, sollte lernen, mit seinen Kräften hauszuhalten und die Warnsignale bei Überforderung frühzeitig zu erkennen und darauf zu reagieren.

24. Pine (Schottische Kiefer)

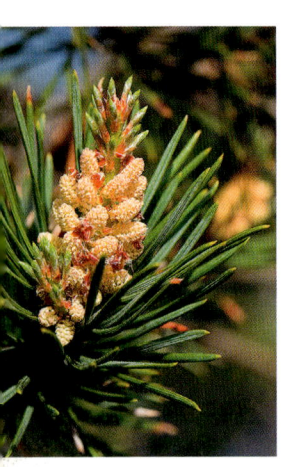

Pine steht in Verbindung mit dem Verzeihen und dem Lösen von Schuld. Der Pine-Charakter fühlt sich schuldig, selbst für die Fehler anderer, und minderwertig. Im negativen Zustand steckt man voller, teils grundloser Schuldgefühle. „Entschuldige, dass ich geboren bin" – ein typischer Satz von Pine-Charakteren.

Nicht immer zeigt sich der blockierte Pine-Zustand derart drastisch. Es können auch ständige Entschuldigungen für Kleinigkeiten sein, die darauf hindeuten, dass ein Mensch Pine benötigt. Nicht selten ist der Hang zu erkennen, auch für Fehler, die andere gemacht haben, die Verantwortung zu übernehmen.

Wo Schuld ist, muss auch Strafe sein, und so tendiert der Pine-Charakter dazu, sich selbst zu bestrafen oder sich keine Freuden zu gönnen. Kaum ein Richter könnte so hart sein wie der Mensch im negativen Pine-Zustand zu sich selbst. Schuldgefühle werden bereits in frühen Phasen der Entwicklung angelegt und sind sehr tief verankert. Unerwünschte Kinder beispielsweise spüren dies früh und wachsen mit Schuldgefühlen auf. Zudem lernen wir in der religiösen Erziehung, dass wir als Menschen sündig sind und Sünden gesühnt werden müssen. Dass Sünden auch vergeben werden, scheint nicht bei allen angekommen zu sein. Zur Strafe fügt man sich Schmerzen zu oder nimmt sie auf sich, ebenso wie schwere Krankheiten. In diesem Gefühl hat man auch nicht an der Süße des Lebens teil und versagt sich jede Freude.

Typisch sind körperliche Schmerzzustände ohne Diagnose, quälende Krankheiten; meist gebeugter Gang („zu Kreuze kriechen"); Juckreiz mit Blutigkratzen, oft auch im Intimbereich (Lust und Strafe).

Typische Verhaltenweisen:
- sucht die Schuld zuerst bei sich
- neigt zu andauernden Entschuldigungen
- ist streng gegen sich

Wirkung von Pine
Im positiven Pine-Zustand lernt man, sich seine Fehler zu verzeihen und gewinnt dadurch neue Lebensfreude. Wo tatsächliche Schuld war, ist echte Reue möglich. Wo die Schuld für andere getragen wurde, verändert sich der Blickwinkel auf die eigene Person. Menschliche Schwächen werden als solche akzeptiert. Verantwortung – in Abgrenzung zum Gefühl der Schuld – wird übernommen.

> **!**
> Im positiven Pine-Zustand lernt man, sich seine Fehler zu verzeihen.

25. Red Chestnut (Rote Kastanie)

Red Chestnut steht in Verbindung mit Nächstenliebe und Fürsorge. Red-Chestnut-Charaktere übernehmen eine Beschützerrolle. Sie sind in hohem Maße besorgt um andere, jedoch überhaupt nicht um die eigene Person.

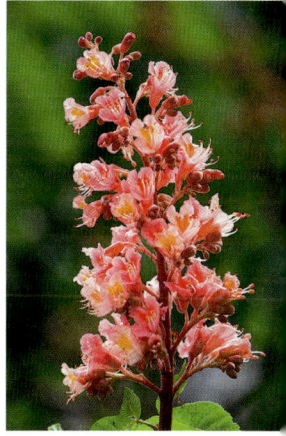

Von Eltern wird erwartet, dass sie sich um ihr kleines Kind kümmern und dafür Sorge tragen, dass ihm nichts zustößt. Wenn dieses Umsorgen jedoch übertrieben wird oder sogar bei erwachsenen Kindern beibehalten wird, dann haben wir es mit dem negativen Red-Chestnut-Zustand zu tun. Self-fulfilling prophecy, die überängstliche Erwartungshaltung, kann genau die Probleme generieren, vor denen man bewahren will.

In Partnerschaften führt der negative Red-Chestnut-Zustand dazu, dass der Partner durch übermäßige Besorgtheit einengt wird. Manche Berufe eignen sich dazu, den negativen Red-Chestnut-Zustand auszuleben, beispielsweise Krankenpflege-Berufe oder Erzieher.

Red Chestnut hilft denjenigen, die ihre Ängstlichkeit und Besorgtheit auf andere projizieren und diese dadurch einengen und in ihrer Entwicklung behindern. Deren Kinder übernehmen dann leicht diese Besorgtheit um ihre Person und beobachten sich selbst ängstlich. Körperliche Hinweise auf den Red-Chestnut-Zustand können Atem- und Herzbeschwerden, Sehstörungen, Schlafstörungen, Wirbelsäulenbeschwerden (schlechte Haltung) oder Lymphdrüsenerkrankungen sein. Es besteht die Tendenz, eigenen Symptomen zu wenig Aufmerksamkeit zu schenken und damit Warnhinweise zu übersehen.

Typische Verhaltenweisen:
- macht sich übertriebene Sorgen um andere
- hat eine starke Verbundenheit zu Menschen
- neigt zum „Überbehüten" von Kindern

Wirkung von Red Chestnut
Im positiven Red-Chestnut-Zustand ist man voller positiver Nächstenliebe. Man kann seinen Nächsten innere Sicherheit und Ruhe vermitteln. Man gibt anderen den nötigen Freiraum, um sich im Leben zu entfalten, ist aber zur Stelle, wenn man gebraucht wird.

In Notsituationen bewahrt man einen klaren Kopf und kann anderen helfen, die Situation zu bewältigen. Es ist eine wichtige Fähigkeit, sich gegenüber fremdem Leid so weit abzugrenzen, dass man davon nicht selbst auch leidend und handlungsunfähig wird. Red Chestnut unterstützt dabei, den Altruismus zu überwinden und einen gesunden Egoismus zu entwickeln.

> **!**
> Red Chestnut unterstützt dabei, einen gesunden Egoismus zu entwickeln.

26. Rock Rose (Gelbes Sonnenröschen)

Rock Rose steht für die Bewältigung von akuten Panikgefühlen und ist deshalb Bestandteil der Notfalltropfen. Der negative Rock-Rose-Zustand ist gekennzeichnet durch akute Angstzustände bis hin zu Todesangst, Panik und Entsetzen.

Die Rock-Rose-Angst entspringt zunächst einer realen und aktuellen Gefahrensituation. Wird die Panik nicht überwunden (Trauma), kann sie sich auch später in Herzrasen, Alpträumen oder plötzlichen Angstzuständen zeigen, ohne dass ein aktueller Anlass bestünde.

Körperlich zeigen sich alle Schocksymptome von der Panik bis zur Starre. Menschen in Unfallsituationen, bei Gewalttätigkeiten oder bei Naturkatastrophen können durch Rock Rose häufig Erleichterung erfahren und aus ihrer Panikstarre geholt werden. Auch bewusstseinserweiternde Erfahrungen oder Drogen (sogenannte Horrortrips) können Panikattacken auslösen.

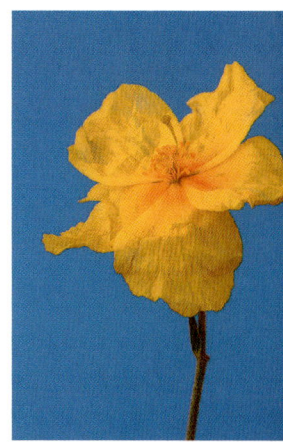

Typische Verhaltensweisen:
- reagiert in unerwartete Situationen panisch
- wacht nachts schweißgebadet auf
- fühlt sich von Ängsten wie gelähmt
- zittert vor Angst

Wirkung von Rock Rose
Wenn man in einer Krisensituation die Panik überwindet, kann man zu ungewöhnlichem Mut finden und zum Helden in Notsituationen werden. Rock Rose hilft, die Panik zu überwinden und zu seiner Stärke zu finden.

> **!**
> Rock Rose hilft, Panik zu überwinden und zu ungewöhnlichem Mut zu finden.

27. Rock Water (Quellwasser)

Rock Water steht in Verbindung mit Freiheit und Flexibilität. Der typische Rock-Water-Charakter ist ein Perfektionist, oft ein Mensch mit starren Prinzipien und äußerst diszipliniert.

Im blockierten Rock-Water-Zustand leidet man unter seinen starren Ansichten und der Unfreiheit, die man sich selbst aufzwingt.

Rock-Water-Menschen sind die perfekten Wissenschaftler, die perfekten Gesundernährer, die perfekten Sportler, zumindest tun

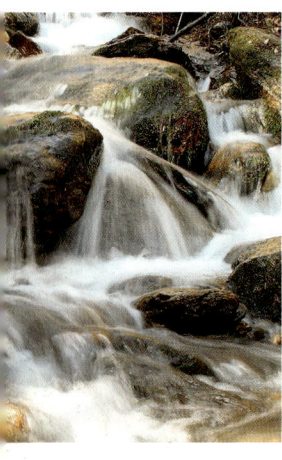

sie alles dafür, um möglichst perfekt zu sein. Sie setzen sich ein Ideal, dem sie mit aller Kraft gerecht werden wollen, doch sind die Ziele meist so hoch gesteckt, dass sie nicht erreicht werden können – was zu einer ständigen Unzufriedenheit und wiederum zu verstärkter Disziplin führt. Dabei geht vor lauter Selbstdisziplin die Lebensfreude verloren.

Rock-Water-Charaktere zwängen sich selbst in ein Korsett aus Regeln und Disziplin, was sich auch auf der körperlichen Ebene zeigt. Es fehlt ihnen an Beweglichkeit, die Muskulatur ist verspannt, Krämpfe und Kopfschmerzen treten auf (überbetonter Kopf). Häufig sehen wir einen asketischen Körperbau, besonders, wenn sie sich Disziplin bezüglich Ernährung und Sport auferlegt haben oder im Verzicht auf ihre Bedürfnisse als leuchtendes Vorbild dastehen wollen. Oft leben sie auch nach hohen moralischen Vorstellungen, um schon zu Lebzeiten erleuchtet zu werden.

Typische Verhaltensweisen:
- ist zu perfektionistisch
- besitzt auffallend viel Disziplin
- ist pflichtbewusst und selbstdiszipliniert
- unterdrückt eigene Bedürfnisse

Wirkung von Rock Water
Im positiven Rock-Water-Zustand sind die Menschen anpassungsfähig und flexibel. Ohne ihren Idealismus zu verlieren, vertrauen sie dabei auf ihre innere Stimme und passen ihre Ideale der Realität an, sodass sie Freude und Zufriedenheit in ihrer Aufgabe finden.

Menschen im transformierten Rock-Water-Zustand können die größeren Wahrheiten erkennen, die hinter Regeln und Ideen stehen.

> **!** Im positiven Rock-Water-Zustand ist man anpassungsfähig und flexibel.

28. Scleranthus (Einjähriger Knäuel)

Scleranthus steht für die Erlangung der inneren Balance und Stabilität. Der typische Scleranthus-Charakter ist sprunghaft, hin- und hergerissen, kann sich sehr schlecht zwischen mehreren Möglichkeiten entscheiden.

Im negativen Scleranthus-Zustand schwankt man ständig von einem Extrem ins andere, wie eine Waage auf dem Weg zum Gleichgewicht. Vor allem mit Entscheidungen tut man sich sehr schwer. In einem Moment entscheidet man sich vehement für eine Sache, im nächsten Moment oder am nächsten Tag lehnt man sie genauso vehement ab.

Auch die Stimmungslage schwankt im blockierten Scleranthus-Zustand ständig hin und her: Es geht von himmelhoch jauchzend hin zu Tode betrübt und wieder zurück.

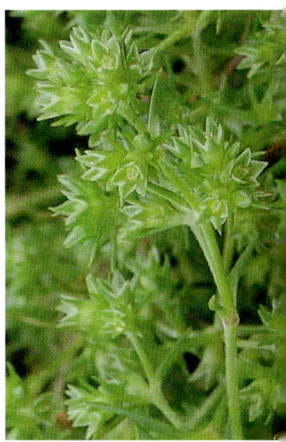

Auf der körperlichen Ebene ist es ähnlich. Ständig treten neue Beschwerden auf, nur um am nächsten Tag zu verschwinden, die Körperseite zu wechseln oder anderen Symptomen Platz zu machen. Die Betroffenen sind ruhelos, in ihren Stimmungen nicht einzuschätzen – auch für sich selbst nicht – und neigen zu nervösen Gesten. Sie erscheinen uns unzuverlässig, heute so und morgen so.

Typische Verhaltenweisen:
- neigt zu Stimmungsschwankungen
- ist launisch und unausgeglichen
- will allem gerecht werden

Wirkung von Scleranthus

Im transformierten Scleranthus-Zustand hat man seine innere Ruhe und Balance gefunden. Man ist in der Lage, den goldenen Mittelweg zu wählen und bei dieser Wahl auch zu bleiben. Selbst in stressigen Situationen bewahrt man seine Stabilität.

> **!**
> Im transformierten Scleranthus-Zustand hat man innere Ruhe und Balance gefunden.

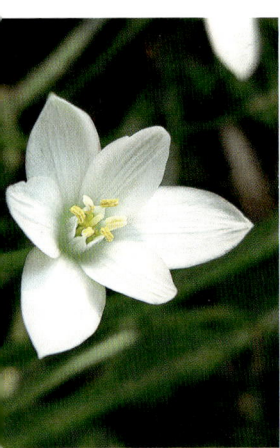

29. Star of Bethlehem (Doldiger Milchstern)

Die Bachblüte Star of Bethlehem (Stern von Bethlehem) hilft, vergangene Traumata zu überwinden und ist Bestandteil der Notfalltropfen und spielt in dieser Zusammenstellung eine besonders wichtige Rolle. Sie gilt als der „Seelentröster". Im negativen Zustand bleibt ein Teil des Wesens mit dem Trauma beschäftigt, selbst wenn man bewusst nicht mehr daran denkt. Durch diese unbewusste Haftung an das Trauma bleibt ein Teil der Lebensenergie blockiert. Die Verletzungen können sehr vielfältig sein, beispielsweise Geburtstrauma, schwere Krankheit, Unfälle, Ungerechtigkeiten, Misserfolge oder Verluste.

Wenn Menschen stark unter vergangenen Verletzungen leiden, wirken sie oft abwesend, sind antriebsarm und ziehen sich zurück. Sie wirken fast wie gelähmt. Bei den Betroffenen kann es zu Störungen der Sinneswahrnehmung kommen, weil ihre Seele sich zurückzieht und mit der bedrohlichen Realität wenig Kontakt haben will.

Im Vergleich zu Rock Rose sind die Symptome meist weniger heftig, die Betroffenen haben sich mehr in sich zurückgezogen und nehmen wenig am Leben teil.

Typische Verhaltenweisen:
- braucht einen „Seelentröster"
- befindet sich in einer Lebenskrise
- fühlt sich im seelischen Ausnahmezustand

Wirkung von Star of Bethlehem

Star of Bethlehem hilft bei Erkrankungen, die durch unverarbeitete Lebenssituationen, wie Schocks und Traumatisierungen ausgelöst wurden; nach Medikamenten- und Drogenmissbrauch, unwesentlich, ob die Verletzung bereits Jahrzehnte zurückliegt oder erst ein paar Minuten, egal, ob es sich um einen schwerwiegenden Einschnitt im Leben handelt oder nur um einen kleinen Kratzer, um eine körperliche oder um eine seelische Verletzung.

Star of Bethlehem trägt dazu bei, dass man sich von den Folgen des Schocks lösen kann, um wieder ein unbeschwertes Leben aufzunehmen. Wenn man diesen nicht vollständig überwindet, fällt es schwer, mit voller Kraft am Leben teilzunehmen.

Wenn man den Star-of-Bethlehem-Zustand überwunden hat, steht man wieder mit voller Kraft im Leben und findet zu voller Aktivität zurück. Man verlässt den Zeitpunkt der Verletzung und kehrt ins Hier und Jetzt zurück und hat Freude an der Gegenwart.

> **!** Wenn man den Star-of-Bethlehem-Zustand überwunden hat, findet man wieder zu voller Aktivität zurück.

30. Sweet Chestnut (Edelkastanie)

Die Bachblüte Sweet Chestnut steht in Verbindung mit der Hoffnung und der Erlösung. Den negativen Zustand beschreibt Edward Bach als „die dunkle Nacht der Seele": die Betroffenen sind völlig hoffnungslos, der totale Zusammenbruch steht bevor.

Im negativen Zustand fühlt man sich wie mit dem Rücken zur Wand. Die absolute Grenze der Belastbarkeit scheint erreicht: „Gott hat mich verlassen!" Der Zustand tritt oft in Umbruchsituationen auf. In solchen Momenten sollte man daran denken, dass die Nacht am finstersten ist, bevor es wieder Morgen wird.

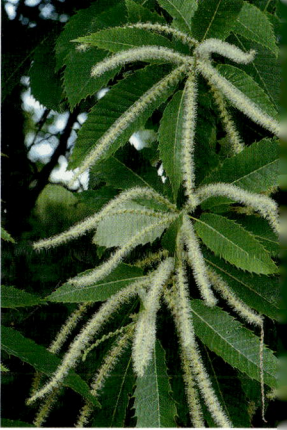

Typische Verhaltenweisen:
- ist mutlos und verzweifelt
- hat das Gefühl, nicht weiter zu wissen
- neigt zu Depressionen
- sieht gegenwärtig keinen Ausweg mehr

Wirkung von Sweet Chestnut
Sweet Chestnut hilft Menschen, die nicht mehr ein noch aus wissen. Sie fühlen sich hilflos gefangen in einem extremen Ausnahmezustand. Es fällt ihnen schwer oder ist gar unmöglich, sich

> **!**
> Mit Sweet Chestnut kann ein anstehender Umbruch begonnen werden.

Freunden anzuvertrauen. Sweet Chestnut bringt Licht in die Dunkelheit, zumindest wird es sichtbar am Ende des Tunnels.

Im transformierten Sweet-Chestnut-Zustand ist man voller Gottvertrauen und Vertrauen in die Existenz. Aus seiner schweren Stunde steigt man empor wie ein Phönix aus der Asche. Der anstehende Umbruch kann begonnen werden. Danach fühlt man sich wie ein neuer Mensch.

31. Vervain (Eisenkraut)

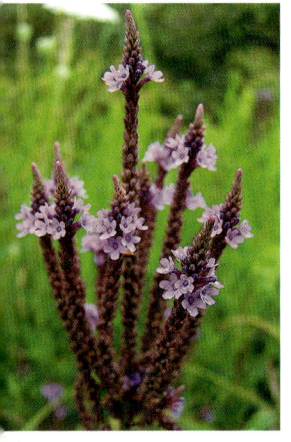

Die Bachblüte Vervain steht in Verbindung mit Selbstdisziplin und Zügelung. Im negativen Zustand sind die Betroffenen fanatisch, missionarisch, prinzipientreu, hyperaktiv, können nicht mehr entspannen und loslassen.

Im negativen Vervain-Zustand ist man von einer Idee stark erfüllt und neigt zu missionarischem Übereifer. Mit 150%igem Engagement will man andere Menschen von seinen Vorstellungen überzeugen und nimmt einiges an Mühen in Kauf, um seine Ideale zu verbreiten. Man findet sie häufig in Bürgerinitiativen oder Aktivistengruppen. Auch religiös überengagierte Menschen können häufig mithilfe von Vervain entspannter und überzeugender werden.

Die „Opfer" des missionarischen Eifers fühlen sich überrumpelt und in die Ecke gedrängt und lassen sich daher nicht gerne überzeugen. Hier hätte weniger Übereinsatz oft mehr Wirkung. Daher ist die Frustration natürlich groß, wenn man feststellt, dass all der unermüdliche Einsatz nicht die erhoffte Wirkung zeigt.

Typische Verhaltensweisen:
- versucht mit Übereifer, andere zu begeistern
- ist innerlich oft angespannt
- überfordert sich durch zu viel Engagement
- wirkt manchmal intolerant

Wirkung von Vervain
Vervain hilft Menschen, die ihre Kräfte im Einsatz für ihre Ideale verpulvern. Sie sind Getriebene; selbst wenn sie es versuchen, können sie nicht abschalten, die innere Flamme brennt lichterloh, verbraucht aber jede Menge Energie. Sie treiben Raubbau mit ihren Kräften, verausgaben sich, werden erschöpft und nervös – kein Wunder, wenn sie sich leicht erkälten. Im transformierten Vervain-Zustand hat man einen liebevollen Einsatz seiner Energie gelernt. Man verkörpert seine Ideale, anstatt sie anderen zu „verkaufen", weshalb man erheblich überzeugender wirkt als zuvor und andere begeistern kann.

> ❗ Vervain unterstützt uns dabei, unsere Ideale besser zu verkörpern.

32. Vine (Weinrebe)

Vine steht in Verbindung mit Autorität und Macht. Der Vine-Charakter ist tyrannisch, mitunter skrupellos, aggressiv und „kopfbetont". Im negativen Vine-Zustand hat man Probleme, seine natürliche Autorität menschenfreundlich einzusetzen. Der typische Vine-Mensch ist ehrgeizig und machtbewusst. Er ist hart zu sich selbst und hart zu anderen.

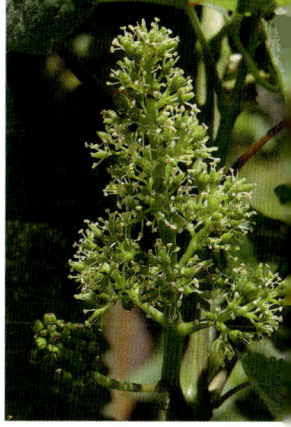

Von Mitarbeitern und anderen Menschen erwartet er äußerste Disziplin und volles Engagement. Von sich selbst erwartet er noch viel mehr, und er kann seine hohen Anforderungen an sich selbst auch gut erfüllen. Viele Menschen haben Angst vor ihrem Vine-Chef, Vine-Vater oder der Vine-Mutter.

Schon Kinder mit einem Vine-Charakter sind die Anführer in ihrer Gruppe oder Klasse. Diese Position wird vehement verteidigt, wenn es sein muss, auch mit Gewalt. Andere und deren Individualität respektiert der Vine-Mensch jedoch weniger. Er fühlt sich haushoch überlegen.

Durch den hohen psychischen Druck, dem sich der Vine-Mensch aussetzt, erkrankt er häufig an Bluthochdruck und Arteriosklerose. Seine Gelenke neigen dazu, sich zu versteifen. Kniebeschwerden weisen auf seine Unbeugsamkeit hin.

Typische Verhaltenweisen:
- will sich immer durchsetzen
- ist intolerant
- akzeptiert keine Kritik
- ist ehrgeizig, übt gerne Macht aus

Wirkung von Vine

Der typische Vine-Vertreter kommt eher selten in die Praxis, weil er meint, dass er selbst am besten wisse, was ihm hilft. Ich erinnere mich an den Besuch eines Patienten, Chef einer größeren Firma, der sich schon nach wenigen Sekunden aufführte, als wäre er der Hausherr, und mich gewissermaßen ins Sprechzimmer führte, wo er mir dann erste Anweisungen für die Behandlung erteilen wollte. Im positiven Vine-Zustand verfügt man über enorme Kräfte, die man mit Hingabe in seine Lebensaufgabe steckt. Anderen ist man ein verständnisvoller Führer und Chef voller Fairness und Respekt für die Individualität des Einzelnen. Im positiven Vine-Zustand kann man mit Freude und Leichtigkeit sehr vieles erreichen.

> Im positiven Vine-Zustand kann man mit Freude und Leichtigkeit sehr vieles erreichen.

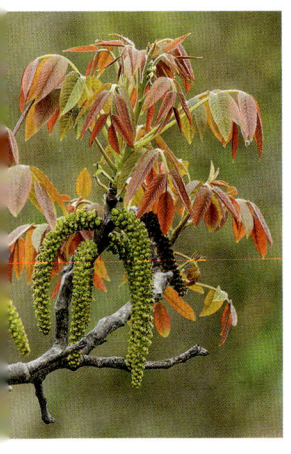

33. Walnut (Walnuss)

Walnut steht für Abgrenzung und Neubeginn. Der negative Walnut-Zustand tritt im Zusammenhang mit Entscheidungen und Neuorientierung auf.

Im negativen Walnut-Zustand steht man vor dem Wechsel in eine neue Lebensphase, aber es fällt einem schwer, diesen Schritt zu gehen, weil man innerlich die alte Situation noch nicht für sich beendet hat. Dies kann sich beziehen auf bestimmte Lebenssituationen wie neuer Arbeitsplatz, Trennung vom Partner, Umzug in eine andere Stadt oder Pensionierung. Doch auch bei körperlichen Veränderungen kann Walnut hilfreich sein: Pubertät, Menopause, Abstillen, auch Leben mit Handicaps beispielsweise nach Schlaganfall oder Unfall.

In diesen Lebensumständen kann Walnut den Durchbruch bringen und helfen, sich mit der neuen Situation zu versöhnen.

Typische Verhaltenweisen:
- lässt sich in Phase der Neuorientierung stark von anderen beeinflussen
- unterwirft sich Konventionen
- befindet sich in einer Phase der körperlichen Umstellung

Wirkung von Walnut
Walnut ist nicht nur die Blüte für den Neuanfang, sondern hilft auch dabei, sich gegen die Auswirkungen negativer Einflüsse abzugrenzen und zu schützen. So schützt es in unangenehmen Raumsituationen (Intensivstation, Börse, Gericht) vor Beeinflussung durch die bestehende Atmosphäre, aber auch bei Begegnungen mit dominant oder manipulativ auftretenden Personen.

Auf der körperlichen Ebene hilft es bei klimakterischen Beschwerden, während der Pubertät, bei Zahnungsbeschwerden und Allergien.

Im positiven Walnut Zustand kann man einen Schlussstrich ziehen und sich neue Horizonte erschließen. Man hat die Freiheit, das neue Leben mit ganzem Herzen willkommen zu heißen.

> **!**
> Mit Walnut hat man die Freiheit, das neue Leben mit ganzem Herzen willkommen zu heißen.

34. Water Violet (Sumpfwasserfeder)

Water Violet steht in Verbindung mit Wissen und Weisheit. Stolz und das Gefühl der Überlegenheit sind die Kennzeichen des Water-Violet-Charakters. Von sich selbst überzeugt duldet man keine Einmischung von außen.

Ihr Bild vom negativen Water-Violet-Zustand beschrieb eine Patientin: „Ich hocke wie eine Sphinx auf meinem Sockel oder Podest und schaue zu Tal, wo die ganz normalen Menschen ihrem Leben nachgehen. Ich bin einsam und möchte dazugehören, aber ich kann nicht heruntersteigen, ich bin gefangen auf diesem

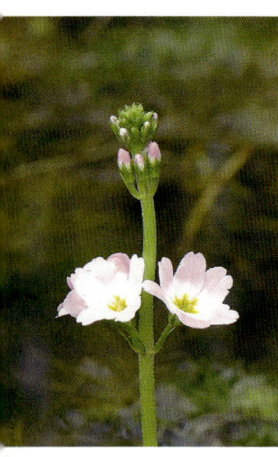

Podest. Ich bin traurig, aber das lasse ich mir nicht anmerken. Nach außen wirke ich deshalb für viele arrogant."

Betroffen sind oft Menschen, die aus „alten Familien" stammen, die schon immer „etwas Besseres" waren, ebenso Personen, die den Antrieb haben, etwas nicht Alltägliches leisten zu müssen, um zu dokumentieren, dass auch sie etwas ganz Besonderes sind.

Häufig versteift sich ein Mensch im negativen Water-Violet-Zustand so sehr, dass er Gelenk- und Rückenprobleme bekommt. Eine Entsprechung findet sich auch in „besonderen" Krankheitsbildern, die eben nicht jeder hat.

Typische Verhaltenweisen:
- fühlen sich unabhängig von anderen Menschen
- versuchen, Probleme alleine zu lösen
- neigen zu Überheblichkeit

Wirkung von Water Violet
Oft sind Water-Violet-Charaktere künstlerisch begabte Personen, die gleichzeitig anmutig, aber auch zart und verletzlich sind. Im positiven Zustand sind es souveräne Persönlichkeiten, ja sogar Vorbilder, denen man gern nacheifern möchte.

Im transformierten Water-Violet-Zustand ist man in der Lage, auf andere Menschen zuzugehen. Seine Fähigkeiten kann man nutzen, sich und anderen zu helfen und ein gutes Vorbild zu sein. Voller innerer Stärke steht man wie ein Fels in der Brandung.

> ❗ Im transformierten Water Violet Zustand ist man in der Lage, auf andere Menschen zuzugehen.

35. White Chestnut (Rosskastanie)

White Chestnut steht in Verbindung mit der geistigen Ruhe. Im negativen Zustand stellt sich eine mentale Hyperaktivität ein, man wird seine Gedanken nicht los, kann nicht abschalten.

Im negativen White-Chestnut-Zustand wird man von unaufhörlich kreisenden Gedanken geplagt. Immer wieder gehen einem die gleichen Gedanken durch den Kopf, immer wieder löst man in Gedanken das gleiche Problem und kommt doch nie zu einem befriedigenden Schluss. Diese Gedanken quälen einen auch nachts und rauben einem den Schlaf.

Menschen im negativen White-Chestnut-Zustand leiden häufig unter Stirnkopfschmerzen (überaktiver Kopf). Zähneknirschen zeigt an, wie versucht wird, alles gedanklich zu bearbeiten, und wie man sich die Zähne daran ausbeißt. Durch die ewigen inneren Dialoge verliert man ein Stück den Kontakt zur Gegenwart, weil man nicht weiterkommt.

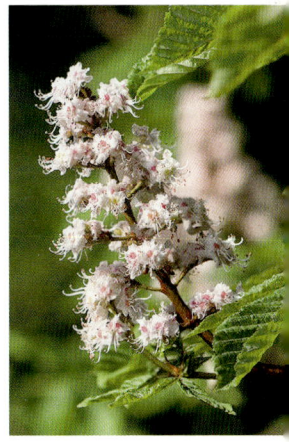

Typische Verhaltensweisen:
- kann nur schlecht abschalten
- ist schlaflos wegen immer wiederkehrender Gedanken
- neigt zum Grübeln

Wirkung von White Chestnut
Ich habe ein Fläschchen davon auf dem Nachttisch stehen, und es hilft mir zuverlässig, wenn die Beschäftigung mit den Tagesereignissen mich mal nicht zur Ruhe kommen lässt: War die Verschreibung richtig? Habe ich auch alle Untersuchungen durchgeführt? Die Ergebnisse richtig gedeutet?

Im transformierten White-Chestnut-Zustand finden die Menschen innere Ruhe und Frieden. Sie können sich auf das Wesentliche konzentrieren. Die Gedanken ordnen sich, und man lässt sich nicht von unwichtigen Impulsen ablenken.

> **!**
> White Chestnut lässt uns innere Ruhe und Frieden finden.

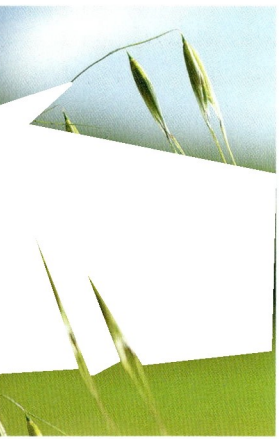

36. Wild Oat (Wilder Hafer)

Wild Oat steht in Verbindung mit der Berufung und der Lebensaufgabe. Der typische Wild-Oat-Charakter hat keine innere Orientierung, er ist buchstäblich nach allen Seiten offen und hat in vielen Bereichen Schwierigkeiten, sich zu entscheiden. Er weiß nicht, was er vom Leben erwarten und in ihm leisten soll.

Im negativen Wild-Oat-Zustand hat man vor lauter vielseitiger Begabung Schwierigkeiten, seine Lebensaufgabe zu finden. Daher springt man von einer Aufgabe zur nächsten und ist mit keiner davon wirklich zufrieden. Wild-Oat-Charakteren fehlt die Fähigkeit, ihre Energie in eine Richtung zu konzentrieren, sodass sie diese verpulvern – in gewisser Weise wie Kinder, die mal dies und mal das ausprobieren. Hier scheinen die Wild-Oat-Typen stehen geblieben zu sein. Tatsächlich machen sie einen oft sehr jugendlichen, wenn nicht kindlichen Eindruck.

Zunächst scheint das Neue wie die Antwort auf alle Sehnsüchte, der Wild-Oat-Mensch engagiert sich intensiv und hat auch meistens überraschend schnell Erfolg. Aber schon nach relativ kurzer Zeit stellt er fest, dass die Aufgabe, der neue Partner, der Beruf oder das Hobby doch nicht das Richtige für ihn sind, er bricht alle Zelte ab und fängt etwas Neues an.

Körperliche Entsprechungen sind wechselnde Krankheitssymptome, innere Unruhe, verzögerte Entwicklung, Schwindel, aber auch Müdigkeit und Erschöpfung.

Typische Verhaltenweisen:
- hat viele Talente, findet aber keine Lebensaufgabe
- fängt oft etwas Neues an
- möchte etwas Besonderes leisten

Wirkung von Wild Oat

Im transformierten Wild-Oat-Zustand wird man ruhiger und zielstrebiger. Neue Klarheit verhilft einem dazu, seinen Platz im

Leben zu finden und seine Lebensaufgabe deutlich wahrzunehmen. Im transformierten Zustand findet der Wild-Oat-Mensch eine Aufgabe, die ihn erfüllt und seinem Leben dauerhaft einen Sinn gibt. Sie können ihre vielfältigen Begabungen voll ausschöpfen und in den Dienst ihrer Lebensaufgabe stellen.

> **!** Wild Oat lässt uns unsere vielfältigen Begabungen voll ausschöpfen.

Seine vielseitigen Begabungen kann man für ein übergeordnetes Ziel nutzen und ist dadurch in der Lage, seiner Berufung besonders gut folgen zu können. Dadurch stellt sich Zufriedenheit ein, und man führt ein interessantes und erfülltes Leben.

37. Wild Rose (Heckenrose)

Wild Rose steht in Verbindung mit der Hingabe und der Lebensfreude. Der Heckenrose-Typ ist völlig passiv, gleichgültig und apathisch; er hat sich, wenn auch unzufrieden, in sein Schicksal gefügt.

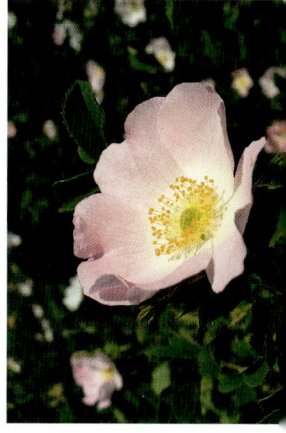

Im negativen Wild-Rose-Zustand hat man jegliche Hoffnung aufgegeben, ja man ist sich nicht einmal bewusst, dass es so etwas wie Hoffnung geben könnte. Der typische Wild-Rose-Mensch hat sich seinem traurigen Schicksal ergeben und rechnet nicht mit einer Besserung der Situation. Daher unternimmt er auch nichts, um seine Situation zu verbessern. Völlig apathisch vegetiert der typische Wild-Rose-Mensch vor sich hin und schleppt sich von einem Tag zum nächsten.

Auf der körperlichen Ebene finden wir: Kälteempfindlichkeit, chronisch niedrigen Blutdruck, Verstopfung, Infektionen ohne Fieber, generell mangelnde Reaktionsfähigkeit (Anergie). Wild Rose hilft Menschen, die resigniert haben, apathisch und teilnahmslos sind und sich von Krankheiten nicht erholen. Die Stimme klingt müde und farblos, wenn der typische Wild-Rose-Mensch davon berichtet, dass sein Leben eben nun mal freudlos sei.

Typische Verhaltenweisen:
- hat resigniert
- spürt einen Mangel an Lebensfreude
- fügt sich klaglos in ein Schicksal
- fühlt sich traurig und demotiviert

Wirkung von Wild Rose

Im transformierten Wild-Rose-Zustand erwachen die Lebensgeister allmählich wieder und die Betroffenen sehen wieder Chancen und einen Sinn in ihrem Leben. Sie genießen die Erlösung von der festgefahrenen Situation und nutzen ihre Kräfte, um ihr Leben in die Hand zu nehmen und mit Freude zu erfüllen.

> **!** Im transformierten Wild-Rose-Zustand erwachen die Lebensgeister allmählich wieder.

Alle 38 Essenzen der Bachblütentherapie werden auf natürliche Weise aus Blütenblättern ausgesuchter Planzen hergestellt.

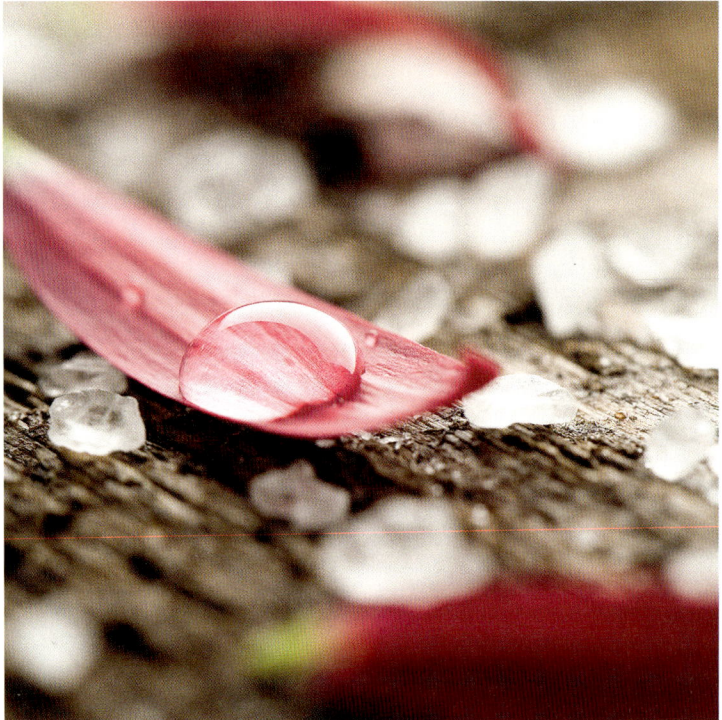

38. Willow (Weide)

Willow steht in Verbindung mit der Selbstverantwortung. Willow-Charaktere fühlen sich als „Opfer des Schicksals", Schuld sind immer die anderen, innere Wut kocht im Körper, man beneidet das Glück der anderen, versucht sogar, es ihnen madig zu machen.

Im negativen Willow-Zustand fühlen sich Menschen als Opfer ihres unerfreulichen Schicksals. Für alles, was ihnen im Leben missfällt, wird der Außenwelt die Schuld gegeben. Wenn sich kein schuldiger Mensch dafür findet, werden das Schicksal oder Gott angeklagt. Verbitterung stellt sich ein.

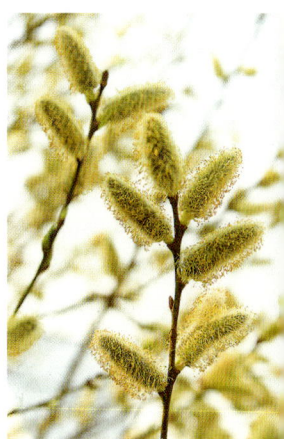

Dadurch isolieren sich Menschen im dauerhaften Willow-Zustand immer mehr, denn keiner mag mit ihnen das Leben teilen. Nach und nach wird das Leben eines Willow-Menschen tatsächlich trostlos, denn sie tun alles dafür, die Weichen in diese Richtung zu stellen.

Im transformierten Willow-Zustand erkennen die Menschen, dass sie ihr Glück zum großen Teil selbst in der Hand haben, und übernehmen Verantwortung für ihr Schicksal.

Typische Verhaltenweisen:
- fühlt sich immer benachteiligt
- hat das Gefühl, allen anderen geht es besser
- neigt zu Selbstmitleid und Missgunst

Wirkung von Willow

Willow hilft Menschen, die die Wut über ihr schlimmes Los im Bauch haben. Explodieren können sie nicht, es schwelt im Bauch, der Groll zeigt sich in spitzen Bemerkungen. Auf der körperlichen Ebene zeigt sich die Symptomatik in Bauchkrämpfen, die Verbitterung in Gallenbeschwerden (ihnen „geht die Galle über", sie haben ein galliges Temperament), Völlegefühl und ähnlichen Beschwerden. Typisch sind die chronisch herabgezogenen Mund-

> **!** Im positiven Willow-Zustand wird man vom Opfer zum Meister des eigenen Schicksals.

winkel. Ihr Problem besteht darin, keine Eigenverantwortung übernehmen zu können, sie fühlen sich dem Leben hilflos ausgeliefert.

Im positiven Willow-Zustand werden die Betroffenen vom Opfer zum Meister des eigenen Schicksals. Sie nehmen ihr Leben aktiv in die Hand und lernen, dankbar für glückliche Wendungen im Leben zu sein. Optimismus und Lebensglück können sich einstellen.

Rescue Remedy (Notfalltropfen)

Die Notfalltropfen sind eine Kombination verschiedener Blüten. Viele Patienten, die bereits gute Erfahrungen mit der Bachblüten-Therapie gemacht haben, halten in ihrer Hausapotheke auch Notfalltropfen aus Bachblüten bereit. Diese Tropfen stellen eine Mischung aus fünf der 38 Blütenessenzen dar:

- Cherry Plum – gegen die Angst, die Kontrolle zu verlieren, und gegen Zwangshandlungen,
- Clematis – gegen Ohnmacht und Realitätsverlust,
- Impatiens – gegen alle überschießenden Reaktionen wie Stress, Ungeduld, Reizbarkeit und innere Anspannung,
- Rock Rose – gegen Panik und Todesangst, bei Schockzuständen,
- Star of Bethlehem – bei Schockzuständen, bei Betäubung und nach traumatischen Erlebnissen.

Wirkung der Notfalltropfen

Die Notfalltropfen können eingenommen werden bei Unfällen, Verbrennungen oder Schockzuständen. Sie helfen aber auch bei bevorstehenden Ereignissen wie Zahnarzt- oder Gerichtsterminen, Prüfungs- und Arbeitsterminen. Außerdem nehmen sie die Anspannung nach Auseinandersetzungen, erleichtern den Aufenthalt in stressgeladener Atmosphäre wie z. B. auf der Intensivstation des Krankenhauses oder in der Börse.

Zur Einnahme gibt man zwei Tropfen aus der Vorratsflasche auf ein Glas Wasser und trinkt dieses schluckweise aus. Man kann auch öfter aus der Einnahmeflasche vier Tropfen einnehmen, bis der schockartige Zustand abgeklungen ist.

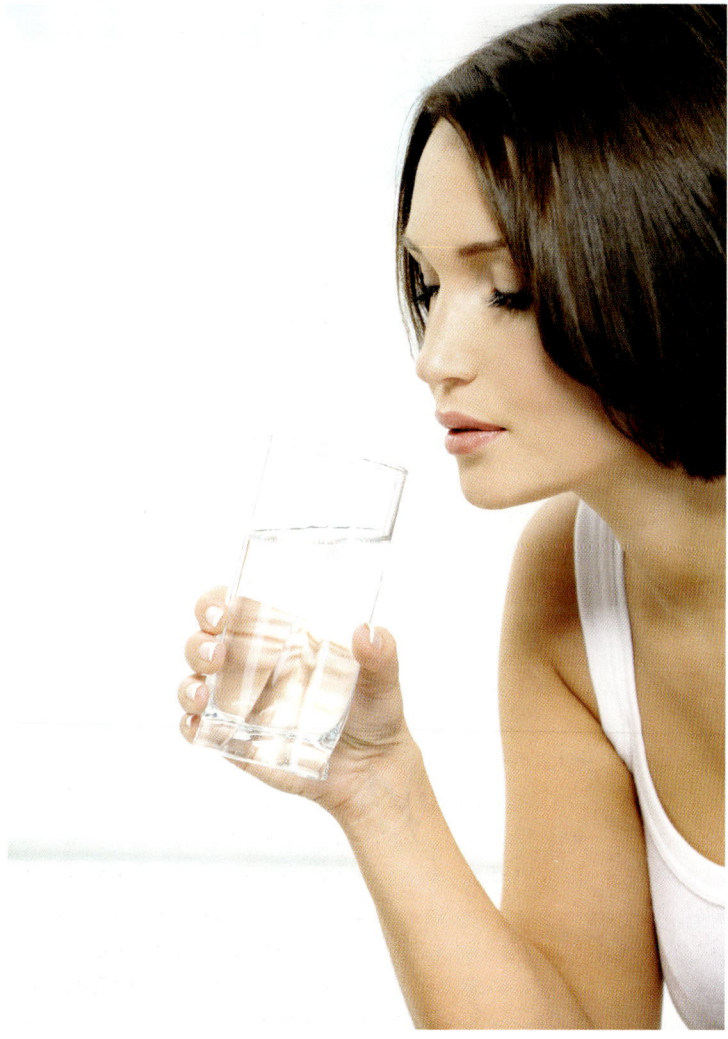

Notfalltropfen sind eine Kombination aus verschiedenen Bachblüten und werden in Wasser gelöst eingenommen.

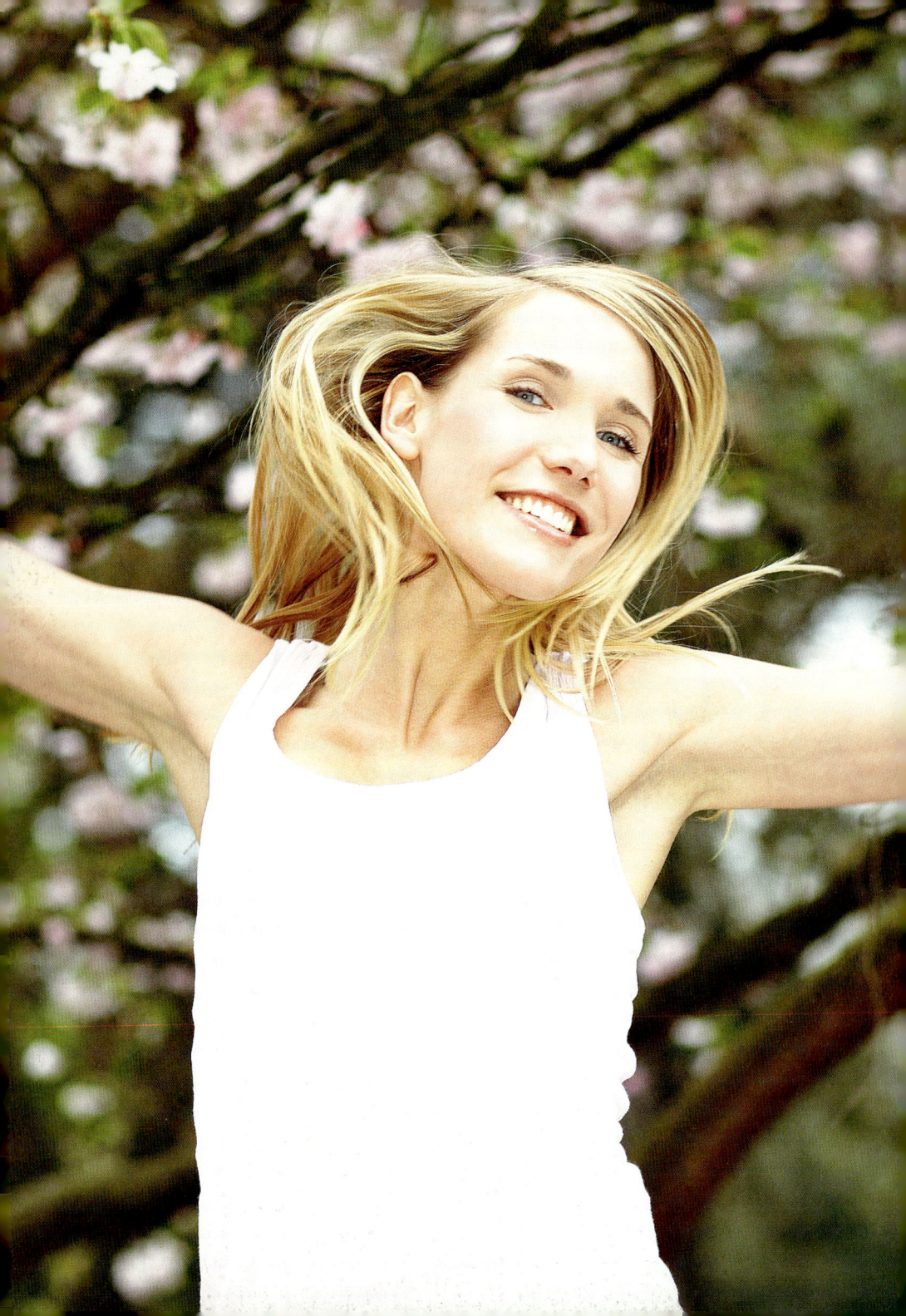

MIT BACHBLÜTEN GESUND UND SCHLANK

Für einen bleibenden Abnehmerfolg ist bei Menschen mit langjährigen Gewichtsproblemen die Suche nach tiefer liegenden Wurzeln für das falsche Essverhalten notwendig. Hierbei können Bachblüten sehr wirksam eingesetzt werden.
Um mit Bachblüten abzunehmen, muss man sich also anders orientieren. Bei der Bachblüten-Therapie geht es um unsere mentalen Schwächen. Das setzt natürlich voraus, dass Sie auch bewusst etwas ändern wollen: Ihre Essgewohnheiten, aber auch Ihr Verhalten insgesamt. Ohne diese Maßnahmen kann sich kein Erfolg einstellen, denn Bachblüten sind keine stofflichen Abnehmmittel. Das folgende Kapitel gibt Ihnen hierzu wichtige Hilfestellungen.

Wie helfen Bachblüten beim Abnehmen?

Abnehmen bedeutet Änderung von Gewohnheiten

Wer abnehmen möchte, wird bestimmte Muster durchbrechen müssen. Eine Diät bedeutet sehr oft andere Nahrung und weniger Essen. Dies erfordert eine große Anpassung der betroffenen Person. Sehr viele Menschen sind sozusagen in ihrer Ernährungsweise eingerostet, wodurch sie einen großen Widerstand empfinden, wenn es daran geht, sie zu ändern. Die Bachblüten helfen dabei, die „Umschaltung" zu machen und sich die neuen Essgewohnheiten anzueignen.

> **!** Bachblüten geben Ihnen die Kraft, durchzuhalten und nicht den Mut zu verlieren.

Durchhalten

Beim Abnehmen kann man anfangs oft schnell Ergebnisse erzielen, deswegen ist es leicht, durchzuhalten. Mit der Zeit verschwinden die Kilos nicht mehr so schnell, und erfordert es Mut, durchzuhalten. In diesem Bereich helfen die Blüten Ihnen, genügend Ausdauer aufzubringen, wodurch Sie das erzielte Ergebnis der Diät erreichen können.

Selbstdisziplin

Bestimmte Umstände können beim Abnehmen sehr schwer sein, etwa die Geburtstagsparty der besten Freundin. Wenn man dann, wegen der Diät, keinen Sekt trinken darf, bringt das den unvermeidlichen Stress mit sich. Es erfordert eine eiserne Selbstdisziplin, an solchen Momenten nicht schwach zu werden, sondern die Diät durchzuhalten.

Demütigung infolge unzureichender Ergebnisse

Abnehmen erfordert eine große Anstrengung. Wenn das Ergebnis nicht im Verhältnis zu den gelieferten Anstrengungen steht, wird man schnell entmutigt. Oder wenn es plötzlich eine Stockung in der Diät gibt und man nicht mehr genügend abnimmt, können Zweifel entstehen. Bachblüten geben Ihnen die Kraft, durchzuhalten und nicht den Mut zu verlieren.

Launenhaftigkeit und Reizbarkeit während der Diät

Launenhaftigkeit und Reizbarkeit sind Gemütszustände, die oft auftreten, wenn man abzunehmen anfängt. Man erträgt nicht so viel, wird schnell böse, die Kinder gehen einem auf die Nerven, kurzum, man fühlt sich angespannt. In diesem Bereich bieten die Bachblüten die notwendige Fassung und Ruhe, sodass das Abnehmen viel gemächlicher und weniger stressvoll verläuft.

Ungeduld

Wenn man sich vornimmt abzunehmen, möchte man möglichst schnell Ergebnisse erzielen. Am liebsten möchte man sein Idealgewicht innerhalb von einem Monat erreichen. In der Praxis ist es jedoch so, dass Abnehmen ein allmählicher Prozess ist, der viel Zeit beansprucht. Meistens ist man sehr ungeduldig: Es kann gar nicht schnell genug gehen. Diese Ungeduld kann mittels Bachblüten in eine Form von Ruhe und Geduld verwandelt werden. Denn man sollte Geduld und die Einsicht aufbringen, dass es besser ist, allmählich abzunehmen, sodass das Ergebnis dauerhaft bleibt, statt kurzfristig viel abzunehmen und nachher wieder zuzunehmen.

> **!** Es ist besser, allmählich abzunehmen, sodass das Ergebnis dauerhaft bleibt.

Selbstvorwürfe und Schuldgefühle

Menschen können sich selbst gegenüber sehr streng sein. Wenn man in einem schwachen Moment doch mal der Versuchung erliegt und sich nicht an die Diät hält, hat man mit Schuldgefühlen zu kämpfen. Solche Schuldgefühle fördern nur Stress – und Stress wirkt nachweislich negativ, wenn man abnehmen möchte.

Stress

Bachblüten beeinflussen den emotionalen und psychischen Aspekt des Menschen. Jemand, der abnehmen möchte, wird automatisch mit vielen Emotionen und Gemütszuständen konfrontiert. Stress spielt da auf jeden Fall eine Rolle. In diesem Bereich helfen Bachblüten während der Diät, genügend Fassung und Ruhe zu bewahren, sodass das Abnehmen nicht behindert wird.

Bachblüten helfen uns dabei, während einer Gewichtsabnahme die innere Balance zu bewahren.

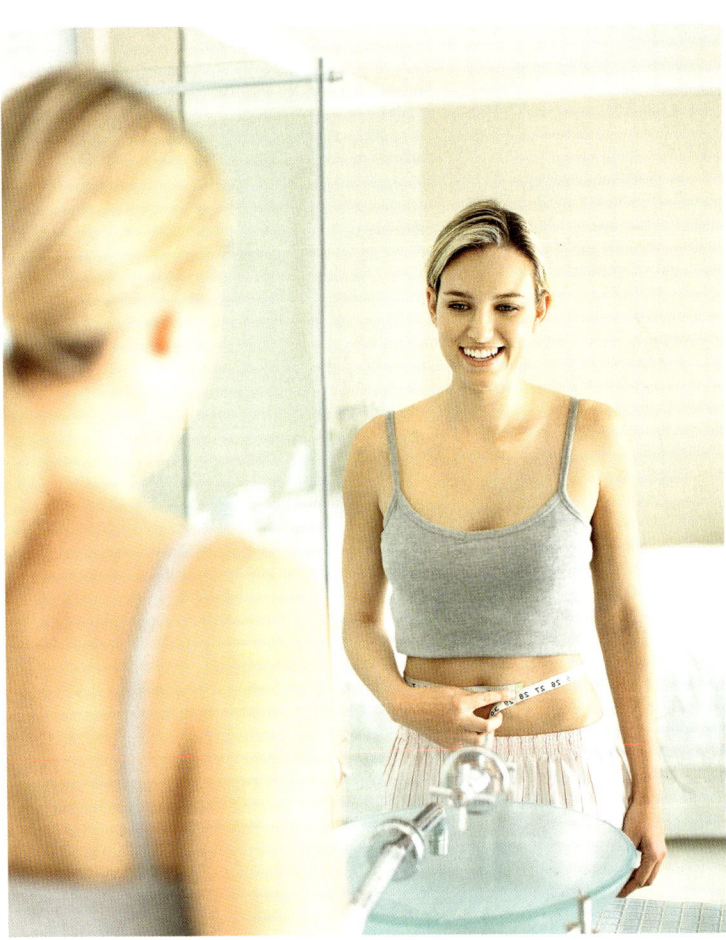

Abnehmblockaden und hilfreiche Bachblüten im Überblick

Im Folgenden finden Sie einen Überblick über die zahlreichen Hindernisse und Blockaden, die sich uns bei dem Vorhaben abzunehmen in den Weg stellen können. Sie erfahren, welche Bachblüten Ihnen dann gezielt helfen.

> **!** So überwinden Sie gezielt Abnehmblockaden.

HINDERNISSE UND BLOCKADEN	HILFREICHE BACHBLÜTEN
Abhängigkeiten nicht eingestehen	Agrimony
Abneigung gegen sich selbst	Crab Apple
Alkoholverlangen	Agrimony
alte Muster durchbrechen	Chestnut Bud
Anforderungen richtig einschätzen	Elm
Appetitverlust überwinden	Sweet Chestnut
Bauchgefühl entwickeln und verbessern	Vine, Cerato
Begeisterung ins rechte Maß bringen	Vervain
bei Entscheidungen bleiben	Scleranthus
beim Essen nicht Nein sagen können	Centaury
belastende Erlebnisse überwinden	Star of Bethlehem
besser durchhalten	Vervain
Bezug zum Jetzt wiederherstellen	Honeysuckle
Durchhaltevermögen steigern	Chestnut Bud, Scleranthus, Vine
eigene Attraktivität anerkennen	Crab Apple
eigene Empfindungen wahrnehmen	Cherry Plum
Eigeninitiative entwickeln	Willow
emotionale Durststrecken überbrücken	Gentian
Emotionen in sich hineinfressen	Agrimony

HINDERNISSE UND BLOCKADEN	HILFREICHE BACHBLÜTEN
Energielosigkeit überwinden	Hornbeam, Wild Rose
Entspannung	Cherry Plum
Ernährungsinstinkt entwickeln	Vine, Cerato
Essen als Abwechslung im Dasein	Wild Oat
Essen als Allheilmittel	Mustard
Essen als Erdung	Aspen
Essen als Rettungsanker bei Traurigkeit	Mustard
Essen als Selbstbelohnung	Chicory, Heather
Essen aus Bedürfnis nach Kräftigung	Oak, Olive
Essen aus Gewohnheit	Wild Rose
Essen genießen	Heather
Essen und Gemütlichkeit	Oak
Essgewohnheiten ändern	Chestnut Bud
Essgewohnheiten selbst in die Hand nehmen	Wild Rose
Fressattacken bezähmen	Agrimony, Cherry Plum
Frustessen	Willow
Futterneid (eher die Angst, nichts abzubekommen)	Mimulus
Futterneid überwinden	Heather
Gedanken kreisen ständig ums Essen	White Chestnut
Geduld entwickeln; nicht mehr schlingen	Impatiens
gegen Ängste „anfressen"	Rock Rose
Gelassenheit steigern	Mimulus
genug Essen abbekommen	Willow
Gleichgütigkeit gegenüber Essgewohnheiten überwinden	Mustard
Heißhunger überwinden	Cherry Plum, Elm, Olive

▶▶

HINDERNISSE UND BLOCKADEN	HILFREICHE BACHBLÜTEN
Hunger nach Liebe	Holly
keine Zeit für die Ernährung	Red Chestnut, Impatiens
Launenhaftigkeit überwinden	Scleranthus
Leckereien als Belohnung	Heather
leichter Durchhalten	Gentian
mit Ruhe essen	Mimulus, Impatiens
Nahrungsaufnahme als Genuss	Oak
Niedergeschlagenheit überwinden	Gentian, Mustard
Opferrolle ablegen	Willow
realistischer Blick auf das eigene Äußere	Honeysuckle, Crab Apple
Rückschläge verarbeiten	Gentian
Schlingen, Schnellesser	Heather, Willow, Impatiens
Schuldgefühle beim Essen	Pine
Selbstbewusstsein steigern	Larch
Selbstvorwürfe beim Essen	Pine
Selbstwertgefühl steigern	Crab Apple
sich anderen gleichwertig fühlen	Larch
sich besser abgrenzen können	Red Chestnut, Centaury
sich besser aufraffen können	Hornbeam
sich ins eigene Lot bringen	Elm, Scleranthus
sich selbst besser annehmen können	Pine
sich selbst die Schuld geben	Pine
sich selbst spüren durch Essen	Aspen
sich vor Beeinflussbarkeit schützen	Walnut
Sicherheit stärken	Walnut
ständig Essen gegen Erschöpfung	Olive

HINDERNISSE UND BLOCKADEN	HILFREICHE BACHBLÜTEN
starre Pflichthaltung auflösen	Oak
Stressessen überwinden	Impatiens
Tatkraft steigern	Clematis
traumatische Belastungen „verdauen"	Rock Rose, Star of Bethlehem
Übergewicht als Rüstung	Water Violet
Übergewicht, um sich gewichtiger zu fühlen	Beech
Unsicherheit darüber, wie man am besten abnimmt	Cerato
von falschen Wunschvorstellungen lösen	Clematis
Vorräte anlegen	Heather
Vorsätze umsetzen	Chestnut Bud
weniger hart gegen sich sein	Rock Water
Willen steigern	Vine
Wunsch nach Verbundenheit	Holly
Wunschgewicht erreichen	Rock Rose, Wild Oat
Ziele mit mehr Leichtigkeit angehen	Vine, Rock Water
zu schnell essen	Heather, Impatiens
Zuversicht entwickeln	Gorse, Gentian

Crab Apple hilft, die eigene Attraktivität anzuerkennen und steigert das Selbstwertgefühl.

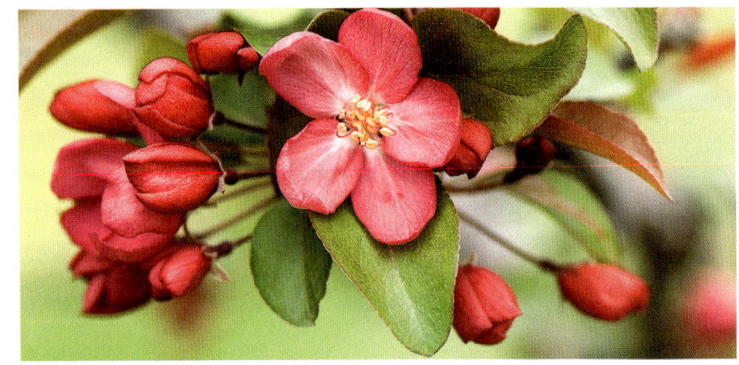

Welche Bachblüten helfen Ihnen beim Abnehmen?

Wer seinen „inneren Schweinehund" überlisten will, hat mit Bachblüten eine probate Methode, seine Diät durchzuhalten. Die natürlichen Bachblüten-Konzentrate unterstützen auf natürliche Weise dabei, Stimmungstiefs oder Stress zu überwinden, Heißhunger-Attacken zu widerstehen oder mehr Geduld aufzubringen, wenn die Pfunde nicht so schnell purzeln wie erwartet.

Aber: Bachblüten sind kein Diätmittel! Sie wirken auf psychischer Ebene und können bei einer Diät helfen durchzuhalten, fest bei dem einmal gefassten Entschluss zu bleiben und Ängste abzulegen. Wie oft frisst man sich Kummerspeck an, weil man gerade nicht in der Stimmung ist, unter Leute zu gehen, und sich am liebsten hinter den Fettmassen verstecken würde. Leider wird das zum Teufelskreis. Denn wer übergewichtig ist, dem fällt es oft schwer, selbstbewusst anderen gegenüberzutreten.

> **!**
> Bachblüten wirken auf psychischer Ebene und können helfen, fest bei dem einmal gefassten Entschluss zu bleiben.

Agrimony
- Sie wirken nach außen hin unbeschwert und lassen Ihre wahren Empfindungen nur ungern nach außen dringen?
- Auch vor sich selbst versuchen Sie, unangenehme Gefühle zu unterdrücken?
- Essen hilft Ihnen dabei, aufkommende Emotionen herunterzuschlucken und in sich hineinzufressen?

Dann hilft Ihnen die Blüte Agrimony dabei, sich zunächst selbst die Erlaubnis zu geben, peinliche oder Gefühle von Schwäche anzuschauen und zu akzeptieren. Agrimony hilft dabei, sich selbst gegenüber ehrlicher zu sein. Wenn Ihnen dies gelungen ist, dann werden Sie sich auch Ihren Freunden und Partnern gegenüber authentisch verhalten und sich nicht weiter innerlich ver-

> **!** Agrimony passt, wenn Sie versuchen, Ihre Fressattacken vor anderen zu verbergen.

zehren. Üppiges Essen ist auf Dauer weder die passende Ablenkung noch der geeignete Weg, seine Gefühle zu betäuben.

Agrimony passt auch dann, wenn Sie versuchen, Ihre Fressattacken oder Ihr Alkoholverlangen vor anderen zu verbergen. Und sich selbst Ihre Abhängigkeit nicht eingestehen. Das gilt auch für Drogen- oder Medikamentensucht.

Aspen

- Sie fühlen sich irgendwie nicht ganz von dieser Welt?
- Es fehlt Ihnen der Boden unter den Füßen, Sie haben Angst und fühlen sich bedroht von unsichtbaren Mächten?
- Sie fühlen sich isoliert, da Sie niemanden von Ihrem Zustand erzählen können und mögen, aus der Befürchtung heraus, nicht verstanden zu werden?
- Essen vermittelt Ihnen dann möglicherweise das Gefühl, mit der Welt und der Materie verbunden zu sein?
- Mit einem vollen Magen gelingt es Ihnen, sich selbst zu spüren und wahrzunehmen?

Die Bachblüte Aspen hilft Ihnen, den beschriebenen Zustand zu überwinden. Sie werden beginnen, immer weiter ins Hier und Jetzt einzutauchen und auf der Erde zu landen. In der Verbindung mit der eigenen Existenz überwinden Sie Ihre Ängste, und die übermäßige Nahrungsaufnahme verliert ihre Wichtigkeit für Sie.

Ess-Typ: „Schutzschicht"-Esser (siehe S. 131).

Beech

- Sie gehen sehr kritisch mit Ihren Mitmenschen um und niemand kann es Ihnen wirklich rechtmachen?
- Auch wenn Sie sich bemühen, gelingt es Ihnen nicht, Verständnis und Mitgefühl für andere zu entwickeln?

Dies ist möglicherweise darauf zurückzuführen, dass Sie selbst eigentlich sehr empfindlich auf Kritik reagieren und sich leicht selbst in Frage stellen. In Ihrer kritischen Haltung anderen gegenüber lenken Sie sich selbst von Ihren eigenen Fehlern und Unzulänglichkeiten ab und blenden diese aus. Auf diese Weise schützen Sie ihren weichen Kern. Auch durch eine stattliche Leibesfülle kann man sich eine Gewichtigkeit und Größe zulegen, die man eigentlich nicht hat.

Beech hilft Ihnen dabei, den kritischen Blick auf andere von dort wegzuleiten auf sich selbst. Und auf dieser Ebene Toleranz und Verständnis für die eigenen Belange zu entwickeln. Sie haben es dann nicht länger nötig, gewichtiger und stattlicher zu erscheinen, als Sie wirklich sind.

> **!**
> Beech hilft Ihnen dabei, den kritischen Blick auf sich selbst zu richten.

Centaury

- Sie können nicht Nein sagen?
- Wenn erwartet wird, dass Sie viel essen, dann essen Sie auch viel?
- Brav machen Sie Ihren Teller leer (schließlich gehört sich das so)? Sie wollen ja nicht unhöflich sein, möglicherweise denkt der Partner, der Kellner oder der Gastgeber, dass es Ihnen nicht schmeckt. Und Sie nehmen zur Sicherheit noch einen Nachschlag?

Wenn Ihnen dieses Verhalten bekannt vorkommt, dann hilft Ihnen die Blüte Centaury, Ihre Eigenständigkeit zu entwickeln und nur noch das zu essen, was Ihnen schmeckt, und zwar in der Menge, die Sie benötigen, um zufrieden zu sein.

An Centaury ist auch dann zu denken, wenn Sie lediglich abnehmen wollen, um Ihrem Partner einen Gefallen zu tun, obwohl Sie sich eigentlich wohl in Ihrer Haut fühlen.

Ess-Typ: „Schutzschicht"-Esser (siehe S. 131).

Cerato

- Fühlen Sie sich durch die Vielzahl an Diäten verunsichert?

Wenn Sie unsicher sind, was das Richtige für Sie ist, dann hilft Ihnen Cerato. Die Vielzahl an Diätvorschlägen und Ernährungsratgebern verwirrt Sie. Eigentlich wünschen Sie sich Klarheit und dass Ihnen jemand sagt oder vorschreibt, wie Sie sich verhalten sollen. Aber jeder sagt und tut etwas anderes. Cerato unterstützt Sie dabei, Ihren Ernährungsinstinkt zu entdecken und Ihr Bauchgefühl zu verbessern. Dann brauchen Sie nicht mehr andere um Rat fragen oder Buchregale zu durchforsten.

Cherry Plum

- Sie leiden unter Ihrem Heißhunger und Ihren Fressattacken und können Ihr Verhalten dennoch nicht ändern?
- Es ist wie ein Zwang für Sie?
- Sie haben das Gefühl, auf einem Pulverfass zu sitzen, das jeden Moment explodieren kann?

Möglicherweise kompensieren Sie dadurch starke Empfindungen aus Ihrem Inneren, die Sie nicht ausleben können und die sich dadurch anstauen und einen solchen Druck erzeugen, dass Sie sich auf anderer Ebene einfach nicht mehr beherrschen können. Dann ist Cherry Plum die für Sie passende Blüte. Diese Blüte bringt Ihnen Ent-Spannung und innere Ruhe. Sie werden lernen, Ihre Empfindungen wahrzunehmen und auszuleben. Nicht geballt und gleichzeitig, sondern im rechten Maß. Die Tendenz zu zwanghaften Handlungen bzw. Verhalten wird sich in gleichem Maße verringern.

Ess-Typ: Stress-Esser (siehe S. 130).

> **!** Cherry Plum bringt Ihnen Ent-Spannung und innere Ruhe.

Chestnut Bud
- Es gelingt Ihnen nicht, Ihre guten Vorsätze in die Tat umzusetzen, weil Sie immer wieder die gleichen Fehler machen?
- Oder verschieben Sie die geplante Ernährungsumstellung ständig, obwohl Sie sie sich fest vorgenommen hatten?

Dann benötigen Sie Chestnut Bud. Wenn Sie schon häufiger versucht haben, Ihre Essgewohnheiten zu ändern, aber immer wieder in Ihre alten Muster zurückfallen, kann die Blüte Sie dabei unterstützen, aus alten Fehlern und Erfahrungen zu lernen und Ihr Durchhaltevermögen zu steigern.

Ess-Typ: Gewohnheits-Esser (siehe S. 130).

> Chestnut Bud hilft, aus alten Fehlern zu lernen.

Chicory
- Sie fühlen sich vernachlässigt und von anderen nicht genügend gewürdigt, obwohl Sie doch wirklich alles für sie tun?
- Erwarten Sie, dass „die" sich auch mal kümmern?

Wenn Sie merken, dass Sie sich durch Essen selbst belohnen, dann hilft Ihnen Chicory bei der Überwindung dieses Musters.

Ess-Typ: Kummer-Esser (siehe S. 127).

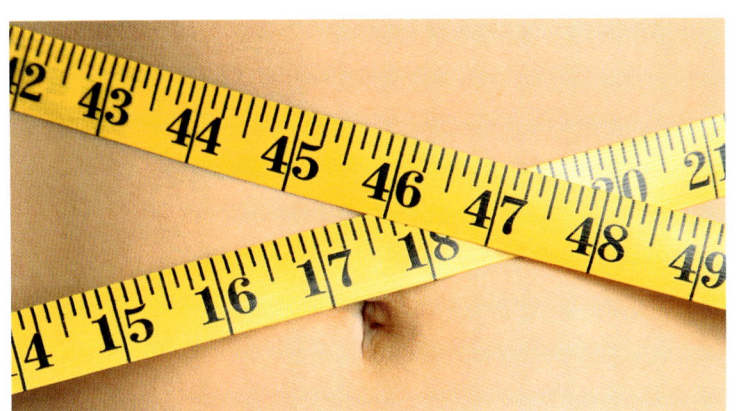

Sie nehmen ab, wenn Sie Ihre alten, ungesunden Ernährungsmuster überwinden.

Clematis

- Sie stellen sich gern vor, wie Sie aussehen möchten?
- Denken Sie daran, irgendwann mal damit zu beginnen, Sport zu treiben und Ihre Ernährungsgewohnheiten zu ändern? Aber es bleibt irgendwie dabei, die Umsetzung findet nicht statt und wird auf die nächste Woche oder aufs nächste Frühjahr verschoben?

Clematis hilft Ihnen dabei, sich von Wunschvorstellungen zu lösen und diese konkret in die Tat umzusetzen. Die Tagträume weichen, Sie leben im Hier und Jetzt.

Crab Apple

- Sie sind unzufrieden mit Ihrem Äußeren?
- Sie mögen gar nicht in den Spiegel schauen?
- Fotos von sich selbst sind Ihnen ein Grauen?

> **!** Wer wieder zufrieden mit sich und seinem Körper in den Spiegel schauen möchte, sollte Crab Apple nehmen.

Egal, ob zu dick, Normalgewicht oder zu dünn – für manche Menschen kann das Durchführen einer Diät zum Rettungsanker werden. Überprüfen Sie, ob die Ursache in einer tief liegenden Abneigung gegen sich selbst zu finden ist oder ob Ihr Körper tatsächlich nicht mehr so ansehnlich ist, wie Sie ihn sich wünschen. Wer wieder zufrieden mit sich und seinem Körper in den Spiegel schauen möchte und sich wieder selbst respektieren will, für den ist Crab Apple die richtige Blüte. Sie hilft Ihnen, Ihr Selbstwertgefühl zu steigern und Ihre Attraktivität anzuerkennen, sodass Sie sich selbst wieder betrachten und sich auch vom Partner anschauen lassen möchten.

Elm
- Sie stehen vor großen Herausforderungen und sind sich nicht sicher, ob Sie das auch schaffen können?
- Eigentlich ist Ihnen jetzt schon alles zu viel?
- Sie haben einen wahren Heißhunger entwickelt, um den Anforderungen gewachsen zu sein?

> Mit der Bachblüte Elm kommen Sie wieder ins Lot.

Dann hilft Ihnen die Blüte Elm dabei, wieder ins Lot zu kommen und die Anforderungen im richtigen Verhältnis zu sehen. Der Heißhunger wird sich dann von selbst legen.

Gentian
- Sie schauen auf die Waage und haben immer noch kein Erfolgserlebnis?
- Eventuell ärgern Sie sich sogar mit Rückschlägen herum bei den Bemühungen, die Pfunde purzeln zu lassen? Sie kennen das von früheren Versuchen, wo es auch nicht geklappt hat?

Kein Wunder, wenn Sie sich entmutigt oder sogar niedergeschlagen fühlen. Ihnen kann Gentian helfen, mit Zuversicht und auch einer gewissen Leichtigkeit durchzuhalten und erfolgreich das Körpergewicht zu erreichen, das Sie sich wünschen. Gentian hilft, solche emotionalen Durststrecken zu überbrücken.

Gorse

> **!** Die Blüte Gorse unterstützt Sie dabei, wieder Zutrauen und Hoffnung zu entwickeln.

- Sie haben bereits alle Diäten versucht?
- Sie haben es mit Sport versucht, mit Appetitzüglern und Hormonen?
- Sie haben keine Hoffnung mehr darauf, dass Sie noch etwas an Ihrer Situation ändern können und wünschen sich insgeheim, dass irgendwann ein Wunder geschieht?

Die Blüte Gorse unterstützt Sie dabei, wieder Zutrauen und Hoffnung zu entwickeln, sodass Sie schließlich selbst wieder die Initiative ergreifen, um an Ihrer Situation etwas zu ändern. Dann kann auch das Wunder geschehen.

Heather

- Sie haben Angst davor, bei Tisch zu kurz zu kommen?
- Ihnen ist es wichtig, sich die besten Happen zu sichern und die größte Portion?
- Und weil Sie deswegen schnell essen und schlingen, liegt es Ihnen nachher schwer im Magen, sodass keine Zufriedenheit aufkommen kann über Ihren vermeintlichen Coup? Im Gegenteil, Sie haben ein unangenehmes Völlegefühl und können sich kaum rühren?

Ihnen kann die Bachblüte Heather dabei helfen, Ihren Futterneid zu überwinden. Sie können erkennen, wie schön es sein kann, das Essen mit anderen zu teilen und gemeinsam zu essen statt im Wettstreit gegeneinander. Dann haben Sie auch die Zeit, das Essen wirklich zu genießen und zu schmecken sowie den sozialen Aspekt des Essens zu würdigen.

Heather ist auch dann hilfreich, wenn Sie das Bedürfnis haben, zu Hause große Vorräte anzulegen mit allerlei Leckereien, mit denen Sie sich jederzeit belohnen können.

Ess-Typ: Belohnungs-Esser (siehe S. 128).

Holly

- Sie leiden an der Lieblosigkeit der Welt und in Ihrem Leben und reagieren empfindlich und gereizt auf alle, die mit dazu beitragen?
- Sie merken, dass Sie selbst kaum noch freundlich zu jemandem sein können?
- Ihren Hunger nach Liebe und Verbundenheit versuchen Sie durch Süßigkeiten und üppige Mahlzeiten zu stillen?

Dann hilft Ihnen die Blüte Holly dabei, Ihr Herz wieder für Ihre Mitmenschen, aber auch für die Liebe zu öffnen, das Sie aus bestimmten Gründen verschlossen hatten.

Holly hilft Ihnen, Ihr Herz wieder für Ihre Mitmenschen, aber auch für die Liebe zu öffnen.

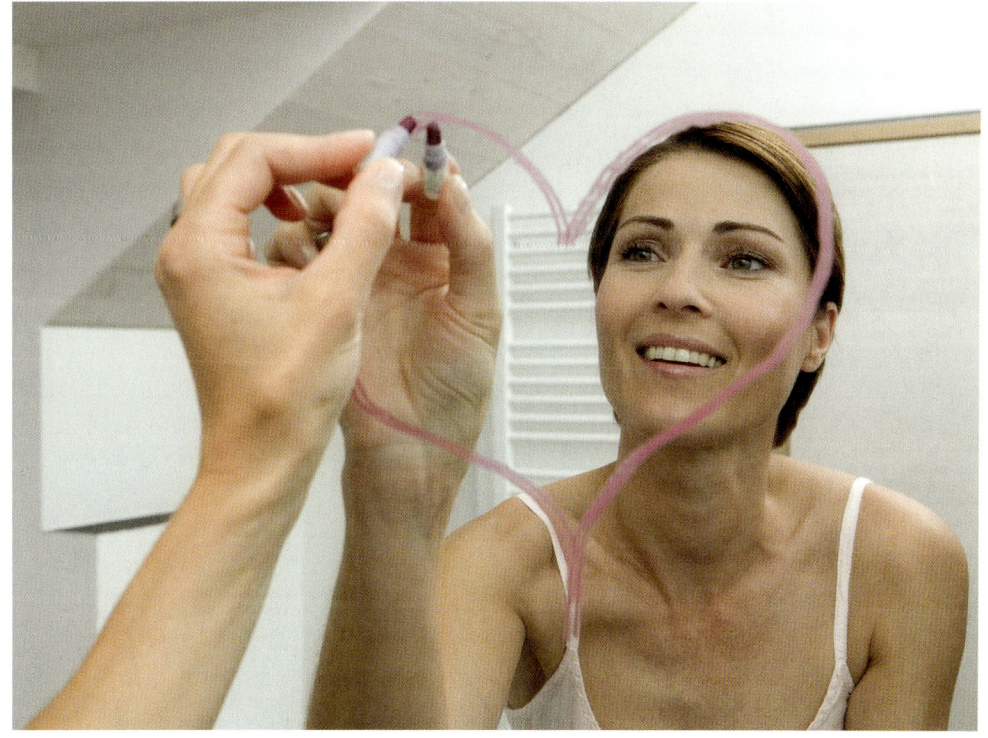

> **!** Honeysuckle hilft, den Bezug zum Hier und Jetzt sicherzustellen.

Honeysuckle
- Vor längerer Zeit hatten Sie das Idealgewicht und Ihre Traumfigur?
- Sie erinnern sich gern an diese Zeit zurück, tragen auch gern noch die alten Kleider, in denen Sie so wunderbar aussahen? Selbst wenn die inzwischen aus unerfindlichen Gründen eingegangen sind und Sie aus allen Nähten platzen?

Honeysuckle hilft Ihnen, den Bezug zur Jetztzeit wiederherzustellen und die Vergangenheit ruhen zu lassen. Und damit einen realistischen Blick auf Ihr Äußeres werfen zu können. Und vielleicht sagt Ihnen der Blick dann, ob und was zu tun ist.

Hornbeam
- Gehören Sie zu den Menschen, die zwar wissen, dass sie eigentlich abnehmen müssten, aber denen der „Tritt in den Hintern" fehlt, auch endlich damit anzufangen?
- Überhaupt können Sie sich schlecht aufraffen, etwas zu starten, weil Sie sich so energielos fühlen?

Dann sollten Sie sich die mobilisierenden Eigenschaften von Hornbeam zu Nutze machen. Dies wird Ihnen helfen, endlich durchzustarten.

Ess-Typ: „Batterie-leer"-Esser (siehe S. 128).

> **Fallbeispiel**
> Der 48-jährige Robert kam eigentlich nicht wegen seines Übergewichts in die Praxis, sondern wegen zahlreicher kleiner Wehwehchen, unter anderem Verspannungen und Schmerzen in den Gelenken und im Rücken. Ich sagte ihm, dass man solche Beschwerden nun nicht einfach wegzaubern könne, da sie ja zu einem Teil im Zusammenhang mit seinem Übergewicht zu sehen seien. Er fragte, ob es nicht andere Möglichkeiten gäbe, denn das Essen sei das einzige, was ihm geblieben sei, und darauf wolle er unter keinen Umständen verzich-

ten. Und auch das Bierchen nach Feierabend sei ihm heilig (es stellte sich später heraus, dass das ganz schön viele Bierchen täglich waren). Tatsächlich machte ihm sein Beruf als Verwaltungsbeamter keinen Spaß („Man muss doch froh sein, eine sichere Arbeitsstelle zu haben!"), die Liebe in der Ehe war eingeschlafen – wobei ihn seine Frau aber sehr gern bekochte –, Freunde gab es auch keine engen, und ausgeprägte Hobbys hatte er auch nicht. Da blieb fast nur das Essen, das ihm ein Wohlgefühl verschaffte.

Ich schlug ihm vor, dass wir doch zunächst versuchen könnten, etwas mehr Lebendigkeit und Freude, von denen er ja abgeschnitten war, in sein Dasein zu bringen. Und mal abzuwarten, wie sich das auf seine Essgewohnheiten und seine körperlichen Beschwerden auswirken würde. Er konnte sich zwar nur schwer vorstellen, das man da was mit Bachblüten („Was ist das überhaupt?") machen könne, aber er stimmte doch zu – besser als auf Essen und Trinken zu verzichten. Ich entschied mich für die Verordnung von Hornbeam (geistige Frische, Überwindung von Alltagstrott) sowie Wild Rose (Überwindung von Apathie und Erwecken der Lebensfreude). Er möge viermal täglich zwei Tropfen davon einnehmen und nach zwei Wochen wiederkommen.

Tatsächlich kam er danach freudestrahlend ins Sprechzimmer. „Sie werden es nicht glauben, aber das hat voll angeschlagen. Es war, als ob ich aus einem bösen Traum erwacht wäre. Ich kann mir schon heute nicht mehr vorstellen, wie ich jahrelang so vor mich hinvegetiert habe." Wie sich herausstellte, sprühte er plötzlich von Ideen und hatte Lust, viel zu unternehmen. Er wollte sogar wieder, zusammen mit seiner erstaunt-erfreuten Frau, mit dem Tanzen beginnen, das sie früher so gern gemacht hatten und das irgendwie aus ihrem Leben herausgepurzelt war. Fürs abendliche Essen hatte er nun, wie er sagte, kaum noch Zeit und auch kein Verlangen mehr.

Unterstützt durch Schüßler-Salze und auch die Gabe eines homöopathischen Mittels verschwanden dann mit der Zeit auch seine körperlichen Beschwerden, zeitgleich mit einer Gewichtsreduzierung von etwa 20 kg.

> **!**
> Impatiens besänftigt Sie und hilft Ihnen, Geduld mit sich selbst und der Situation zu entwickeln.

Impatiens

- Schon seit zwei Tagen haben Sie sich bewusst und gesund ernährt, sogar alles gründlich gekaut, sich Zeit beim Essen gelassen? Und Sie sehen immer noch nichts davon, dass die Polster schwinden? Auch die Waage tut so, als ob Sie all diese Opfer nicht gebracht hätten?

Jetzt bloß nicht die Geduld verlieren, wenn die Pfunde nur langsam purzeln. Impatiens besänftigt Sie und hilft Ihnen, Geduld mit sich selbst und der Situation zu entwickeln. Eine nachhaltige Gewichtsabnahme erreichen Sie auch nicht mit Crash-Diäten. Hier ist der sogenannte Jo-Jo-Effekt vorprogrammiert. Auch in diesem Fall hilft Ihnen Impatiens.

Ess-Typ: Schnellesser, Stressesser (siehe S. 128 und 130).

Larch

- Sie bewundern Ihre Freundin oder Ihren Freund für deren schöne Figur und die Disziplin, die diese bezüglich ihrer Ernährung aufbringen?
- Sie selbst kommen sich dagegen unattraktiv vor und trauen es sich nicht zu, erfolgreich abnehmen zu können?

Dann hilft Ihnen die Blüte Larch, Ihr Selbstbewusstsein zu steigern und sich anderen gleichwertig zu fühlen. Larch kann oft unterstützend zu einer anderen Bachblüte Ihrer Wahl eingesetzt werden.

Mimulus

- Sie sind ein eher ängstlicher Typ und von zartem Wesen?
- Sie hatten schon als Kind die Befürchtung, dass Ihnen die übermächtigen Geschwister alles wegessen oder die Essensmenge nicht reicht?

Dann hilft Ihnen Mimulus dabei, dieses alte Angstmuster aufzulösen. Dann müssen Sie in Zukunft nicht mehr so hastig das Essen in sich hineinstopfen. Ihre Verdauungsorgane werden sich freuen und in Zukunft nicht mehr so empfindlich auf alles reagieren.

> **!**
> Mimulus ermöglicht mehr Leichtigkeit.

Mimulus ist auch dann hilfreich, wenn Sie aus Angst vor Krankheiten beschlossen haben, abzunehmen. Herzinfarkt, Gefäßverengung, erhöhter Cholesterinspiegel u. ä. ängstigen Sie sehr, und so stehen Sie unter großem Druck. Mimulus wird Ihnen Gelassenheit schenken, Sie von der be-last-enden Angst befreien und mehr Leichtigkeit ermöglichen.

Mustard

- Immer wieder werden Sie von Phasen tiefster Traurigkeit und Niedergeschlagenheit übermannt, und Sie haben keine Ahnung, was die Ursache dafür ist?
- Alles erscheint freudlos, Sie möchten nur noch die Wand anstarren oder sich die Decke über den Kopf ziehen?

In solchen Lebensphasen wird Essen leicht das „Einzige, was ich noch habe". Schon in unseren ersten Lebenstagen haben wir gelernt, dass Essen das Allheilmittel ist, wurden wir doch gestillt oder gefüttert, wenn wir uns schlecht gefühlt und geweint haben – aber gar nicht hungrig waren. Mustard ist die Unterstützung für Sie, diese Phasen der Depression zu überwinden und wieder ins Leben einzutauchen.

Bei diesen sogenannten endogenen Depressionen empfehle ich zusätzlich eine Familienaufstellung, um die Ursache der Erkrankung zu beleuchten, die sich oft im Familienschicksal und weniger in der eigenen Existenz gebildet hat, also sozusagen übernommen wurde. Mustard kann Ihnen auch helfen, das „Mir ist alles egal"-Gefühl bezüglich der Ernährungs- und Essgewohnheiten zu überwinden.

> Oak hilft Ihnen dabei, auf die Sprache Ihres Körpers zu hören.

Oak

- Sie essen, um stark zu sein und um funktionieren zu können?
- Es geht nicht darum, dass es schmeckt, sondern Essen ist Mittel zum Zweck, vergleichbar mit Benzin fürs Auto, damit es weiterfahren kann?
- Sie sehen sich in der Pflicht, weiterzumachen, auch wenn schon lange der Punkt gekommen ist, Pause oder Urlaub zu machen?

Oak hilft Ihnen dabei, auf die Sprache Ihres Körpers zu hören und die Pausen einzulegen, die für ihn notwendig sind. Oak wird Sie dabei unterstützen, Ihre starre Haltung bezüglich Pflichten und Verantwortung aufzulösen, um letztlich liebevoller und verantwortungsvoller mit sich selbst umzugehen. Was das Essen betrifft, so können Sie lernen, dass Nahrungsaufnahme sehr viel mit Genuss zu tun haben kann, genauso wie mit Gemütlichkeit, die auch zum Familienleben dazugehört.

Ess-Typ: Frust-Esser (siehe S. 131).

Olive

- Sie fühlen sich müde und erschöpft, und gehen schon lange auf dem Zahnfleisch?
- Sie waren vielleicht längere Zeit krank oder haben anderweitig über Ihre Kräfte gelebt?

Dann ist das vielleicht der Grund, dass Sie ständig etwas essen müssen, um sich ausreichend mit Energie zu versorgen. In diesem Fall hilft Ihnen die Blüte Olive, die Ihr Energielevel deutlich anheben wird. Heißhungeranfälle – aus dem Bedürfnis nach Kräftigung heraus – werden bald der Vergangenheit angehören.

Pine
- Sie können nicht anders, ständig müssen Sie sich Vorwürfe machen und an sich herummäkeln?
- Sie versuchen abzunehmen und geben, sobald das nicht richtig klappt, sich die Schuld dafür?
- Nun fangen Sie vor lauter Frust an, „wieder mal, tyyyypisch" unkontrolliert zu essen und haben nun erst recht einen Grund dafür, mit sich hart ins Gericht zu gehen?

> **!** Wirkliche Veränderung ist möglich, wenn Sie bereit sind, sich als die Person anzunehmen, die Sie im Moment sind.

Die Neigung zu Schuldgefühlen und Selbstvorwürfen ist meist sehr tief verwurzelt und entsteht schon ganz zu Beginn unseres Lebens. Fatal daran ist, dass das Muster es verlangt, uns immer wieder bestätigen zu müssen, dass wir schuldig sind. Das Scheitern ist sozusagen vorprogrammiert. Pine hilft Ihnen, dieses Lebensmuster zu durchbrechen und durch die Erkenntnis zu ersetzen, dass Sie wie jedes andere Wesen Ihre Daseinsberechtigung haben, einzigartig und wunderbar sind. Sie lernen, sich anzunehmen, mit allen vermeintlichen Fehlern und Eigenheiten und Unzulänglichkeiten. Wirkliche Veränderung ist erst dann möglich, wenn Sie bereit sind, sich als die Person anzunehmen, die Sie im Moment sind. Dabei spielt es keine Rolle, ob es das Körpergewicht oder Ihr Äußeres betrifft oder besondere Eigenschaften.

Red Chestnut
- Das Leiden anderer Menschen geht Ihnen immer so nahe?
- Sie haben ein ausgeprägtes Helfersyndrom und sorgen sich um alles und jeden?
- Haben Sie gar keine Zeit, sich um sich selbst und Ihre Ernährung zu kümmern? Das erledigen Sie dann mal kurz zwischendurch, wenn es nicht viel Zeit kostet?
- Oder zu Hause die Fertiggerichte eben mal aufgewärmt, Hauptsache, was im Magen zu haben, damit es weitergehen kann? Schließlich ist noch so viel für andere zu erledigen!

Dann wird es Zeit, dass Sie lernen, sich um sich selbst zu kümmern und Interesse an Ihren eigenen Bedürfnissen zu entwickeln. Red Chestnut hilft Ihnen dabei, die wichtige Fähigkeit zu entwickeln, sich gegenüber fremdem Leid so weit abzugrenzen, dass Sie davon nicht selbst auch leidend und handlungsunfähig werden. Diese Einsatzmöglichkeit ist für alle Menschen wichtig, die in pflegerischen und therapeutischen Berufen arbeiten oder einen leidenden Familienangehörigen zu versorgen haben. Denn von ihrer inneren Stabilität und positiven Einstellung hängt es ab, ob sie wirksame Hilfe leisten und Trost spenden können. Niemandem ist damit geholfen, wenn Sie mit-leiden, aber ein Mit-Fühlen zeigt den betroffenen Menschen, dass sie verstanden und liebevoll aufgefangen werden.

Rock Rose

- Sie hatten in der letzten Zeit ein schreckliches Erlebnis (Unfall, Überfall oder andere Schocksituation), das Ihnen immer noch in den Knochen steckt?
- Leiden unter Panikattacken und Alpträumen?
- „Angst essen Seele auf" ist der Titel eines Films von Rainer Werner Fassbinder. Entweder die Angst frisst Sie buchstäblich auf und Sie setzen alles dagegen, indem Sie dagegen „anfressen"?
- Oder Sie können gar nichts mehr essen, bekommen einfach nichts mehr herunter?

> **!** Rock Rose hilft dabei, zu Ihrer inneren Stärke zurückzufinden.

Rock Rose hilft Ihnen dabei, die traumatische Belastung zu verdauen und zu überwinden und so zu Ihrer inneren Stärke zurückzufinden.

Rock Water
- Sie bevorzugen die harte Tour?
- Ab heute wird jeden Tag 10 km gejoggt und nur noch Obst gegessen?
- Das Hungergefühl zu unterdrücken stellt eine Herausforderung an Sie dar (wäre doch gelacht, wenn Sie das nicht schaffen!)?

> **!** Rock Water hilft Ihnen, weniger hart gegen sich selbst zu sein.

Rock Water hilft Ihnen, weniger hart gegen sich selbst zu sein. Denn mit solch einer Abnehm-Einstellung werden Sie sich wahrscheinlich eher schaden als sich etwas Gutes tun. Tatsächlich wird es Ihnen leichter fallen, Ihr Wunschgewicht zu erreichen, wenn Sie dabei liebevoll und aufmerksam mit sich umgehen. Rock Water hilft Ihnen ebenfalls, mit möglichen Rückschlägen einfacher umzugehen.

Ess-Typ: Frust-Esser (siehe S. 131).

Scleranthus
- Sie sind sehr wankelmütig in Ihren Entscheidungen?
- Ihr Durchhaltevermögen ist nicht sehr ausgeprägt?
- Heute entscheiden Sie sich für diesen Ernährungsplan, nur um ihn morgen durch eine Alternative zu ersetzen? Und werden das übermorgen wieder rückgängig machen?

Scleranthus hilft Ihnen dabei, eine klare Entscheidung zu treffen und dann dabei zu bleiben. Es ist die Blüte für die unausgeglichenen Menschen, die auch launisch sein können. Ihre Widersprüchlichkeit zeigt sich manchmal auch darin, dass sie zu Zeiten schnell und viel abnehmen, zu anderen Zeiten jedoch plötzlich rasant an Gewicht zunehmen.

> Star of Bethlehem hilft, den Kummerspeck wieder ablegen zu können.

Star of Bethlehem
- Sie fühlen sich energielos und ausgebrannt?
- Es gibt ein Ereignis in Ihrem Leben, das Sie bis heute nicht verwunden haben, wie z. B. Trennung, Tod des Partners, Kränkung oder Demütigung oder geschäftlichen Misserfolg?

Star of Bethlehem hilft Ihnen, das belastende Ereignis zu überwinden, also zu verdauen, und Ihre Lebensfreude wiederzufinden. Zudem lernen Sie, mit einer aktuell schwierigen Lebenssituation leichter umgehen zu können und Ihre Einstellung zu ändern.

Eine aktuelle schwedische Studie hat ergeben, dass einsame Frauen häufiger am Herzen erkranken und übergewichtiger sind („Kummerspeck") sowie öfter Diabetes bekommen. Noch schlechter geht es Frauen, die in einer Stress-Beziehung leben. Star of Bethlehem ist die Bachblüte, die Ihnen dabei hilft, Ihren Kummer zu überwinden und den Kummerspeck wieder ablegen zu können.

Ess-Typ: Kummer-Esser (siehe S. 127).

Sweet Chestnut
- Sie stehen mit dem Rücken zur Wand, alles scheint ausweglos?
- Sie haben die Grenzen Ihrer Belastbarkeit überschritten, sind verzweifelt und warten auf den Zusammenbruch?
- In solchen Phasen ist es Ihnen unmöglich, auch nur einen Bissen zu sich zu nehmen?
- Zur Schwächung durch die aktuelle Situation gesellt sich die Schwächung durch den Appetitverlust?

Sweet Chestnut unterstützt Sie bei der Überwindung dieses Zustands. Sie erblicken das Licht am Ende des Tunnels. Und bekommen wieder Appetit – auch auf das Leben.

Vervain
- Sie kennen die tollste Diät der Welt?
- Sie haben allen Freunden schon die Rezepte zugemailt oder in den Briefkasten gesteckt?
- Jetzt wird noch ein Vortrag auf die Beine gestellt – und Sie haben schon im Bioladen Bescheid gesagt, damit alle Zutaten vorrätig sind, denn ab morgen brauchen Sie ja all die Sachen?

Wenn Sie mit zu großer Leidenschaft dabei sind und jeden begeistern wollen, kann Ihnen Vervain helfen, diese ins rechte Maß zu bringen – denn allzu leicht verpufft sonst die große Begeisterung.

Ess-Typ: Frust-Esser (siehe S. 131).

Vine
- Sie stehen unter Dauerstress, weil Sie alle Zügel in der Hand behalten wollen?
- Sie vertrauen nur auf Ihre eigenen Fähigkeiten und sind hart gegen sich und andere?
- Mit Ihrem eisernen Willen leben Sie hauptsächlich im Kopf und nehmen keine Rücksicht auf Ihren Bauch und Ihr Bauchgefühl?
- Ihr Ernährungsinstinkt ist gering entwickelt, und es existiert auch kein Verständnis für solche Bedürfnisse?

Vine verhilft Ihnen dazu, Ihre Ziele mit Freude und Leichtigkeit anzugehen. Und zunehmend mehr auf Ihren Bauch und dessen Bedürfnisse zu hören. Vine hat nicht nur einen Einfluss auf einen zu stark ausgeprägten Willen, sondern wirkt auch dann unterstützend, wenn der Wille und das Durchhaltevermögen zu gering entwickelt sind.

> **!**
> Vine unterstützt Sie dabei, Ihre Ziele mit Freude und Leichtigkeit anzugehen.

> **!**
> Walnut, die Blüte für den Neuanfang, unterstützt Ihre Pläne.

Walnut

- Sie haben entschieden, abzunehmen und sich künftig gesund und ausgewogen zu ernähren?
- Aber es fehlt Ihnen der letzte Kick, dies auch umzusetzen?

Dann hilft Ihnen Walnut, die Blüte für den Neuanfang. Walnut wirkt auch unterstützend, wenn Sie nicht ganz sicher sind oder der Partner versucht, Ihre Pläne zu torpedieren. Dabei schützt Walnut vor Beeinflussbarkeit.

Ess-Typ: „Schutzschicht"-Esser (siehe S. 131).

Fallbeispiel

Ich erinnere mich an den Fall eines jungen Mädchens von 15 Jahren, das mit seiner Mutter in die Sprechstunde kam. Marie war – wie seine Mutter auch – schon von Geburt an etwas mollig gewesen. Doch seit etwa einem Jahr hatte sie massiv an Gewicht zugelegt und konnte sich beim Essen nicht bremsen. Zu diesem Zeitpunkt war die Familie aus dem Ruhrgebiet nach Münster gezogen. Marie zog sich sehr zurück, hatte keine Lust auf Verabredungen und saß bevorzugt zu Hause. Nach der Anamnese verordnete ich zwei Schüßler-Salze nach konstitutionellen Gesichtspunkten und die Bachblüte Walnut. Walnut ist die Blüte für den Neuanfang, wenn man mit einem Wechsel in den Lebensumständen nicht klarkommt.

Zwei Wochen später hatte sich an den Essgewohnheiten nichts verändert, allerdings wirkte Marie etwas aufgeschlossener und kam laut ihrer Mutter mehr aus sich heraus. Doch weiterhin verbrachte sie ihre Zeit am liebsten im Haus.

Ich bat darum, Marie unter vier Augen sprechen zu können, denn ich hatte das Gefühl, dass da noch mehr war. Und tatsächlich vertraute sie mir an, dass sie sich kurz vor dem Umzug in ihrer Heimatstadt noch verliebt hatte und daher total unglücklich in Münster war. Auch die alten Freunde fehlten ihr sehr. Allerdings hatte sie nach der Einnahme der Bachblüte Walnut schon das Gefühl, dass sie nun ein Stück mehr in Münster angekommen sei. Und schluchzte plötzlich auf, weil, wie sie sagte, nun im Vordergrund stünde, dass sich in ihrer neuen Klasse alle über sie lustig machen würden, blöde Sprüche machten und ausgrenzen würden. Sie hätte überhaupt keine Lust, in die Klasse zu gehen, ja hätte morgens oft Bauchschmerzen vor der Schule. An die Lehrer würde sie sich nicht trauen sich zu wenden, und ihren Eltern mochte sie das auch nicht erzählen, weil die ja selbst Sorgen genug hätten.

Ich verordnete ihr zusätzlich zu Walnut nun die Bachblüte Star of Bethlehem, den Seelentröster, gegen ihren stillen Kummer. Zudem gelang es mir, sie davon zu überzeugen, sich ihren Eltern anzuvertrauen, die später das Problem in Zusammenarbeit mit dem Klassenlehrer lösten. Marie selbst blühte regelrecht auf, wie ich beim nächsten Termin feststellen konnte: Sie habe richtig gemerkt, wie ihr die neuen Bachblüten gut getan hätten, und habe sie in den ersten Tagen bestimmt fünf- oder sechsmal täglich eingenommen. Der ständige Hunger habe rasant abgenommen und Essen sei nun nicht mehr so wichtig. Auch die Schüßler-Salze, die zunächst keine Wirkung gezeigt hatten, schienen sich nun günstig auf ihren Stoffwechsel auszuwirken. Marie sah viel frischer aus. Mit der Zeit entwickelte sie sich zu einem hübschen und sogar recht schlanken Teenie und fand wieder Anschluss.

Water Violet

> **!** Water Violet ermöglicht Ihnen, wieder neu in Kontakt zu treten.

- Sie sind einsam und isoliert, weil Sie das Gefühl haben, auf einem hohen Sockel zu sitzen, von dem Sie nicht herunterkommen?
- Sie haben sich einen Panzer zugelegt, der Sie überheblich und ein bisschen arrogant wirken lässt?

Dann liegt es nahe, dass Sie sich auch auf der materiellen Ebene eine schützende Rüstung in Form eines gewissen Leibesumfangs zugelegt haben. So demonstrieren Sie Würde und Unnahbarkeit und halten Ihre Mitmenschen auf Abstand. Water Violet hilft Ihnen dabei, von Ihrem hohen Ross herabzusteigen und Ihr Überlegenheitsgefühl abzustreifen. Das ermöglicht Ihnen, wieder neu in Kontakt zu treten – Sie können in Zukunft davon absehen, mit Ihrer Leibesfülle die Menschen auf Abstand zu halten.

White Chestnut

- Ihr Gedanken kreisen unaufhörlich ums Essen?
- Sie können einfach nicht abschalten und sich auf das Wesentliche konzentrieren?
- Fragen Sie sich: „War das richtig, heute so wenig zu essen?", „Was wird morgen sein – hoffentlich habe ich da nicht wieder so viel Hunger?", „Habe ich auch alles im Haus, was ich morgen brauche?" usw. usf.

White Chestnut hilft Ihnen dabei, innere Ruhe und Gelassenheit zu entwickeln. Bezüglich Ihres Abnehmvorhabens unterstützt diese Blüte Sie, wenn all Ihre Gedanken nur noch um dieses Thema kreisen.

Wild Oat
- Sie sind frustriert, weil Sie nichts mit sich anfangen und sich daher zu nichts aufraffen können?
- Nur Essen kann etwas Lebendigkeit und neue (Geschmacks-) Reize in Ihr Dasein bringen?
- Oft wissen Sie nicht, worauf Sie eigentlich Appetit haben oder was Ihr Körper benötigt?

Die passende Bachblüte für Sie ist Wild Oat. Diese Blüte hilft Ihnen, Klarheit und Orientierung für Ihr Leben zu gewinnen, Entscheidungen zu treffen und Ihr Leben sinnvoll zu gestalten.
Ess-Typ: Langeweile-Esser (siehe S. 130).

Wild Rose
- Sie sind energielos und haben an nichts wirklich Freude?
- Sport und Bewegung sind nichts für Sie, das bringt doch auch nichts?
- Sie verbringen Ihre Freizeit vor dem Fernseher, weil das wenig Eigeninitiative kostet?
- Innerlich haben Sie kapituliert, Essen ist das Einzige, was Sie daneben noch haben?

Nicht, dass Sie das wirklich befriedigt, aber Sie sind es schon immer so gewohnt gewesen: „Iss doch was, dann wird es dir besser gehen" war die Botschaft in Ihrer Kindheit. Nichts wurde dadurch besser, aber das Programm läuft noch heute. Wild Rose verhilft Ihnen dazu, Mut, Kraft und Eigeninitiative zu entwickeln und Ihr Leben und Ihre Essgewohnheiten in die Hand zu nehmen.

> **!** Wild Rose verhilft Ihnen dazu, Mut, Kraft und Eigeninitiative zu entwickeln.

> **!**
>
> Willow hilft Ihnen dabei, Ihre Opferrolle abzulegen und Eigeninitiative zu entwickeln.

Willow

- Ihr Übergewicht ist genetisch bedingt?
- Oder die Hormone sind schuld, dass Sie zunehmen? Sie glauben, bereits zuzunehmen, wenn Sie Essen nur anschauen?
- Was bei anderen klappt, dass gelingt Ihnen ja sowieso nicht?
- Sie sind etwas verbittert darüber, wie übel Ihnen das Leben mitspielt?

Willow kann auch hilfreich sein, wenn jemand schlingt, um ja genug vom Essen abzubekommen bzw. nicht zu kurz zu kommen.

Ess-Typ: Frustesser, Schnell-Esser (siehe S. 128 und 131).

Wenn Sie Ihre Grundbedürfnisse erkennen, dann hat das direkten Einfluss auf Ihr Hungergefühl, Ihr Essverhalten und auf Ihre Essgewohnheiten.

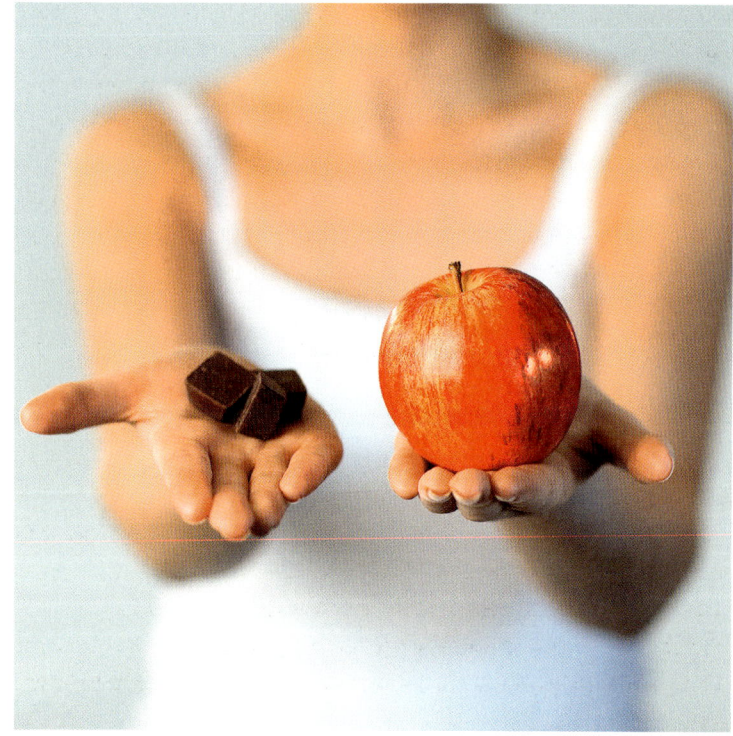

Was für ein Esstyp sind Sie und welche Bachblüte hilft Ihnen?

> **!** Fragen Sie sich: Was kompensiere ich durch Essen?

Wenn Appetit und Hunger bei Ihnen an ein bestimmtes Grundgefühl gekoppelt sind, dann kann es mit dem gewünschten Abnehmen nur dann auf Dauer klappen, wenn Sie sich dieses Grundgefühls bewusst werden, das Sie durch Essen zu befriedigen suchen: Was fehlt Ihnen wirklich, was muss durch Essen kompensiert werden? Wenn es Ihnen gelingt, sich über Ihre eigentlichen Grundbedürfnisse klarzuwerden und diese in der Zukunft zu berücksichtigen, dann hat das direkten Einfluss auf Ihr Hungergefühl, Ihr Essverhalten und auf Ihre Essgewohnheiten.

Solange diese Grundbedürfnisse nicht befriedigt werden, wird das Abnehmen ein rein vom Kopf gesteuerter Vorgang bleiben. Ihr „Bauch"-Gefühl bleibt unerlöst, wahrscheinlich verstärkt es sich sogar, weil der eigentliche Hunger nicht gestillt wird. Das Abnehmen wird zu einer freudlosen Qual; vielleicht empfindet ein Teil von Ihnen, z. B. das Kind in Ihnen, es sogar als eine Strafe. Der Misserfolg ist vorprogrammiert. Bei günstiger Gelegenheit nimmt Ihr inneres Kind die Zügel in die Hand und tobt sich, gleichzeitig bedürftig und trotzig, so richtig aus – nach Herzenslust, voller Verlangen, ohne Begrenzung.

Ich stelle Ihnen nun einige typische Esstypen vor und nenne die entsprechende Bachblüte, die Ihnen dabei helfen kann, den Zustand zu verändern.

Der Kummer-Esser

Er reagiert auf Kränkungen, Enttäuschungen oder mangelnde Beachtung mit dem Gang zum Bäcker oder zum Vorratsschrank, um sich selbst zum Ausgleich etwas „richtig Gutes" zu tun.

Hier hilft die Bachblüte Chicory. Sie unterstützt dabei loszulassen und verringert die Angst vor Zurücksetzung und Selbstmitleid.

> Zu jedem Esstypen gibt es eine geeignete Bachblüte.

Star of Bethlehem ist dann angezeigt, wenn Kummer und Seelenschmerz über Ereignisse wie Tod oder Trennung nicht bewältigt werden können. Bekannt ist der sogenannte Kummerspeck.

Der Belohnungs-Esser

Er stillt sein unerfülltes Verlangen nach Lob und Anerkennung durch Essen: „Wenn niemand sieht, wie gut ich bin, dann muss ich mich eben selbst belohnen."

In diesem Fall hilft die Bachblüte Heather, die den Hunger nach Aufmerksamkeit sowie übertriebenen Geltungsdrang beseitigt. Sie entwickelt zudem die Bereitschaft zur Anteilnahme am Schicksal anderer Personen.

Der „Batterie-leer"-Esser

Er arbeitet viel und hat weder Zeit noch Lust für „richtige" Mahlzeiten. Nach dem Motto: „Mars macht mobil" versucht er vornehmlich mit Süßigkeiten, wieder neue Energie zu tanken und die Erschöpfung mit Kaffee zu bekämpfen.

Die entsprechende Bachblüte ist Hornbeam. Diese hilft bei Startschwierigkeiten, aber auch bei chronischer Müdigkeit und Energielosigkeit. Ideal für Menschen, die sich ausgebrannt, lustlos und leer fühlen.

Der Schnell-Esser

Er ist immer in Eile und voller Ungeduld, so dass er sich keine Zeit für aufwendige Mahlzeiten nimmt. Auf geht's in den Schnell-Imbiss. Dort isst er so schnell und so viel in kurzer Zeit, dass er den Sättigungspunkt übersieht.

Hier hilft die Bachblüte Impatiens. Diese Blüte reduziert die innere Ungeduld und das zu hohe Tempo. Hektik verschwindet und Geduld stellt sich ein. Impatiens hilft auch, wenn man mit Essen versucht, die innere Anspannung zu dämpfen.

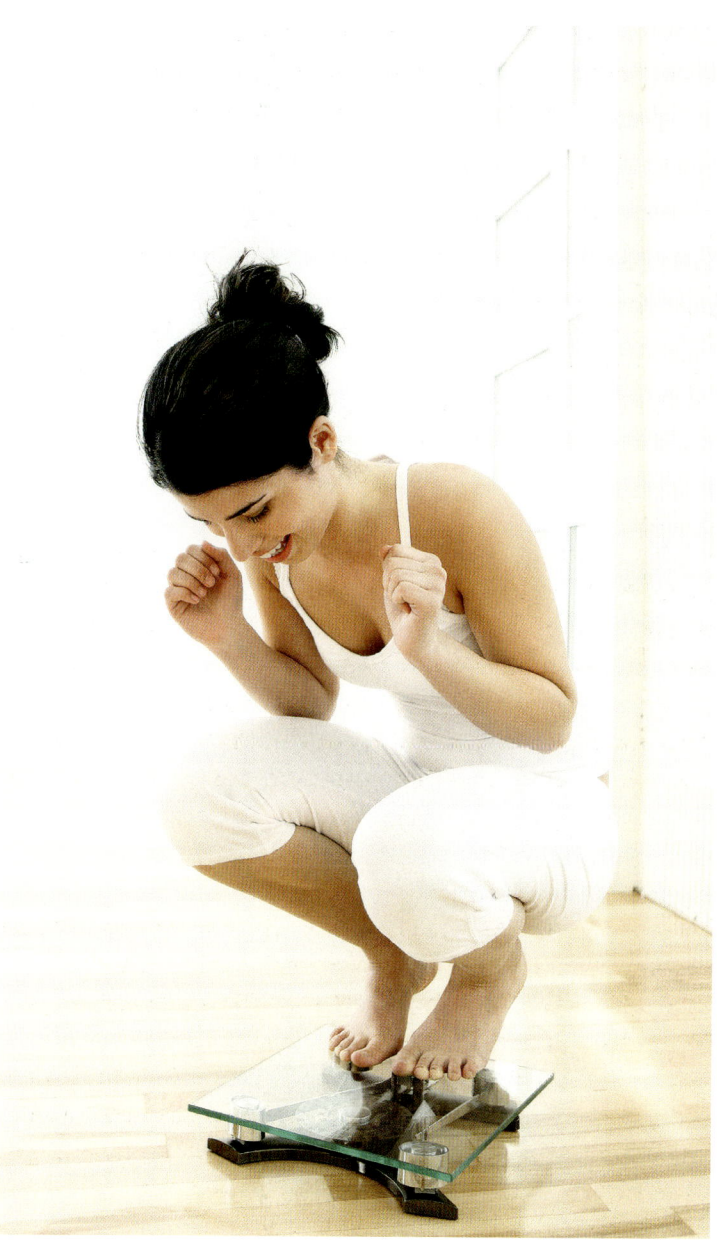

Die Bachblüten-
therapie kann Ihnen
helfen, gesund
und erfolgreich
abzunehmen.

> **!**
>
> Die passende Blachblüte für den Langeweile-Esser ist Wild Oat.

Der Langeweile-Esser

Er ist frustriert, weil er nichts mit sich anfangen und sich daher zu nichts aufraffen kann. Essen kann etwas Lebendigkeit und neue (Geschmacks-)Reize in sein Dasein bringen. Doch oft weiß er nicht, worauf er eigentlich Appetit hat oder was sein Körper benötigt, sein Nahrungsinstinkt ist nicht ausgebildet.

Die passende Bachblüte für diesen Typ ist Wild Oat. Diese Blüte hilft, Klarheit und Orientierung für sein Leben zu gewinnen, Entscheidungen zu treffen und das Leben sinnvoll zu gestalten.

Der Gewohnheits-Esser

Er weiß genau, welche Essgewohnheiten und Speisen ihm nicht gut tun – aber immer erst hinterher. Trotz guter Vorsätze rutscht er immer wieder in sein altes Verhaltensmuster zurück und schlägt über die Stränge. Auch ein ausgewogenes Ernährungsprogramm kann er nicht einhalten.

Hier hilft Chestnut Bud. Die „Lernblüte" unterstützt die Fähigkeit, aus den immer gleichen Fehlern zu lernen und ein neues Essverhalten zu entwickeln.

Der Stress-Esser

Er steht massiv unter Strom und setzt Essen zur Entspannung ein – nach dem Motto „Schokolade ist Nervennahrung." Oder der Feierabend wird durch ein reichhaltiges Essen eingeläutet, um endlich vom stressigen Tagesgeschehen Abstand nehmen zu können.

Ausgleich schafft hier die Bachblüte Cherry Plum. Sie unterstützt die Fähigkeit, Gefühle zu zeigen, anstatt sie in sich hineinzufressen, und sorgt dafür, dass die innere Spannung nachlässt (siehe auch Schnell-Esser).

Der „Schutzschicht"-Esser

Er kann sich schlecht abgrenzen und wehren. Sein Unterbewusstsein weiß: Übergewicht und ein paar Speckpolster schaffen ein „dickeres Fell", das dafür sorgt, dass ein Schutzmantel aufgebaut wird, der vor – vermeintlichen – Angriffen schützt.

Hier hilft die Bachblüte Centaury. Sie stärkt die Fähigkeit, sich abzugrenzen, eine eigene Identität zu entwickeln und Nein zu sagen. Aspen baut Ängste ab und bewahrt vor negativen Einflüssen der Umgebung.

Auch Walnut kommt in Frage, das eine Art Schutzschirm vor Beeinflussungen gewährt. Ganz besonders in Zeiten des Neubeginns wie Trennung, Tod, aber auch Pubertätsbeginn oder Menopause verhilft es dazu, mit der alten Situation abzuschließen und sich der neuen Situation zu stellen („Kummerspeck").

Der Frust-Esser

Er erreicht seine selbst und sehr hoch gesteckten Ziele nicht. Durch Essen versucht er, seine Enttäuschung zu überwinden.

Hilfreich sind hier die Bachblüten Rock Water, Vervain oder Oak. Je nachdem ob Perfektionismus (Rock Water), Pflichterfüllung (Oak) oder übertriebene Leidenschaft (Vervain) die Ausgangspunkte sind: Sie alle helfen, ein Stück gelassener mit den Erwartungen an sich selbst umzugehen, damit der Frust erst gar nicht entstehen kann.

Auch Willow zählt zu den Frust-Essern, doch dieser Typ ist besonders vom Leben enttäuscht und verbittert.

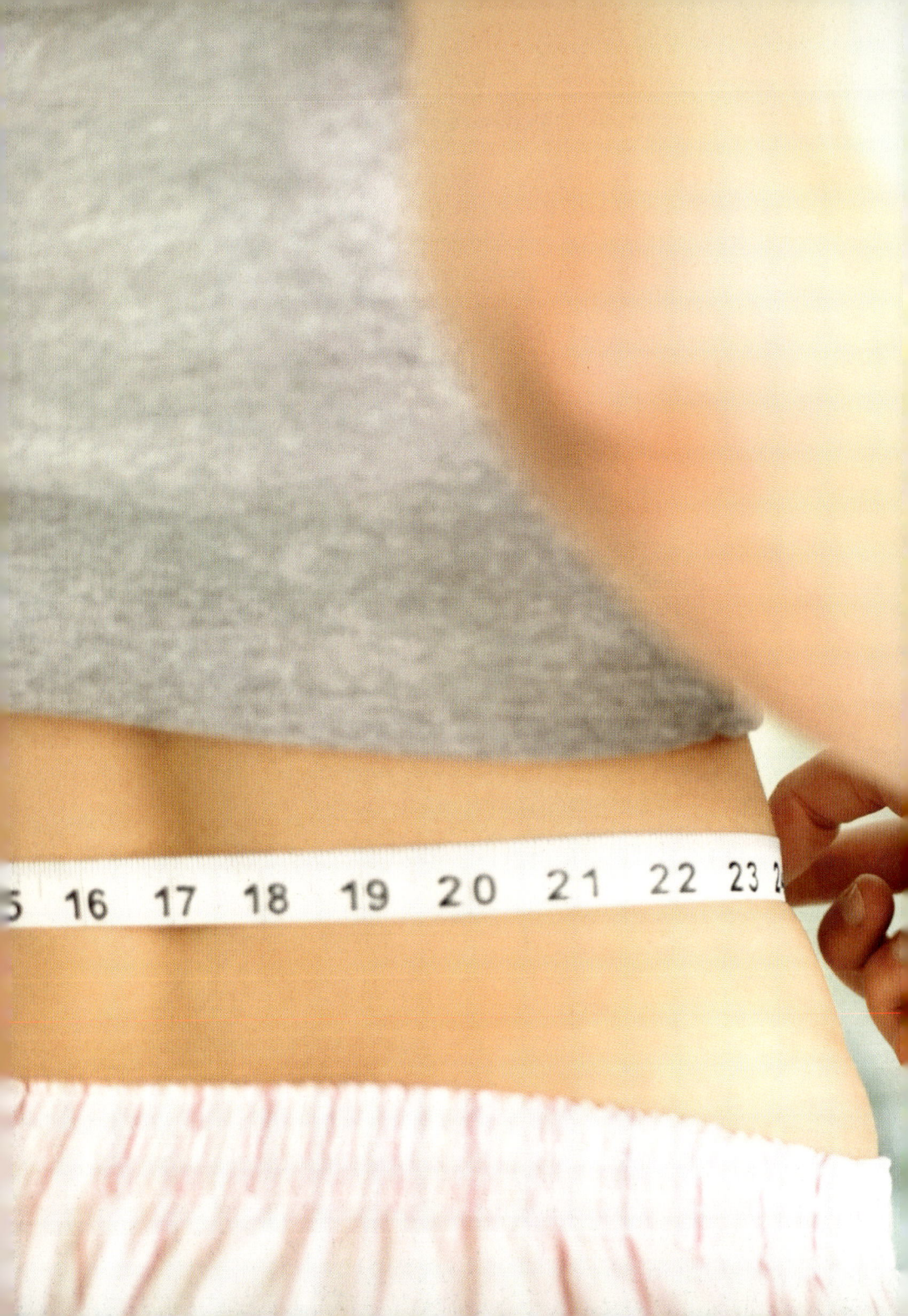

ABNEHMEN – ABER SINNVOLL

Die Kombination macht's: Mit Bachblüten und einer gesunden, abwechslungsreichen Ernährung erreichen Sie auf natürliche Weise Ihr Wunschgewicht und halten es dann auch.
Im Folgenden habe ich Ihnen alle wichtigen Informationen zum Thema gesunde Ernährung zusammengefasst. Und denken Sie daran: Nehmen Sie sich genügend Zeit, um in Ruhe und mit Genuss zu essen.

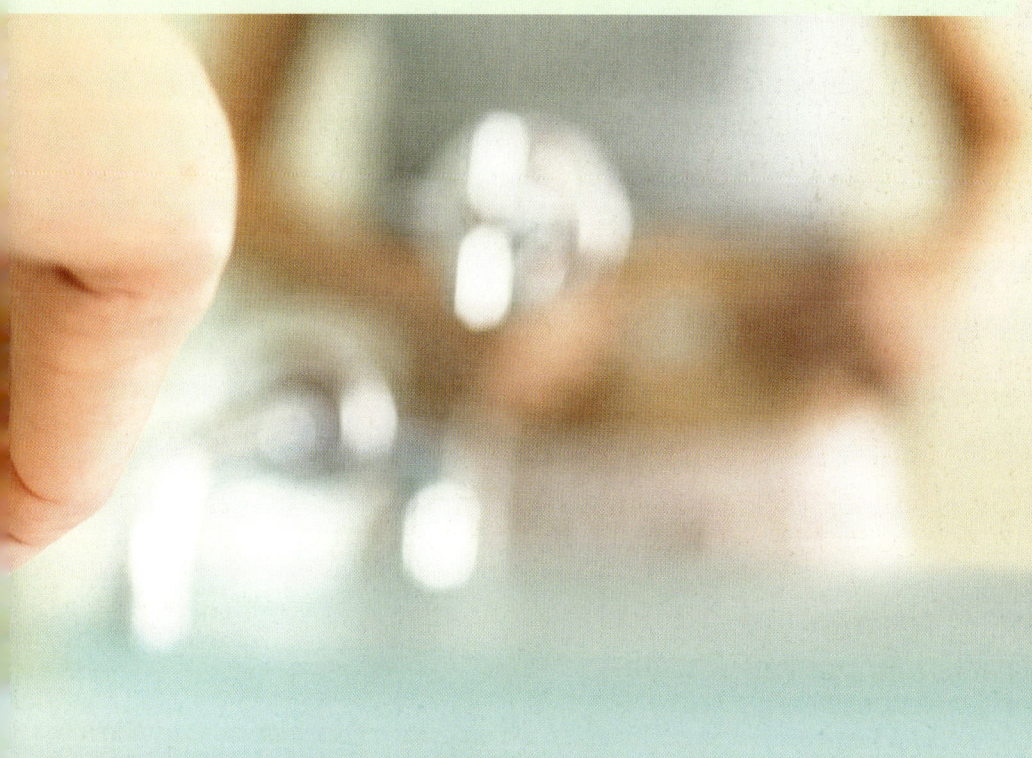

Die gesunde Ernährung

Wie die tägliche Nahrung zusammengesetzt werden kann, zeigt anschaulich die untenstehende Ernährungspyramide. Sie hilft, aus dem riesigen Nahrungsmittelangebot eine gesunde Auswahl im richtigen Verhältnis zueinander zu treffen.

In der Ernährungspyramide werden die Nahrungsmittel sieben Gruppen zugeordnet:

1. Getränke (nicht abgebildet)
2. Getreide, Getreideprodukte und Kartoffeln
3. Gemüse und Hülsenfrüchte
4. Obst
5. Milch und Milchprodukte
6. Fisch, Fleisch und Eier
7. Fette und Öle

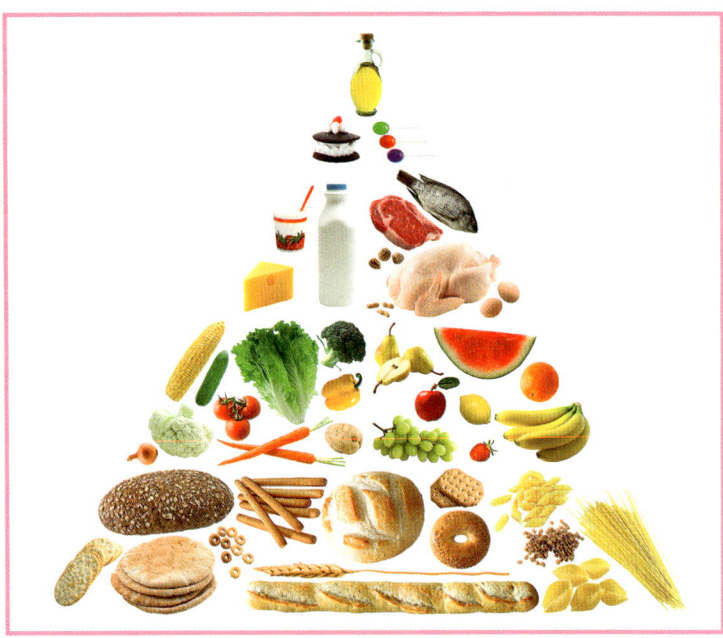

Die Ernährungspyramide – oben die zu meidenden Fette aus Gruppe 7, darunter sieht man die Gruppen 6 bis 2.

Es ist ratsam, die tägliche Nahrung reichlich aus den Gruppen 1 bis 6 zusammenzusetzen. Nahrungsmittel aus der Gruppe 7 sollten nur in Maßen und wechselnd verwendet werden.

Da alle Menschen unterschiedlich sind, benötigen wir auch eine unterschiedliche Zusammensetzung unseres Speiseplans. Während die einen sich vegetarisch ernähren, eventuell auch überwiegend von Rohkost, und gut damit zurechtkommen, macht die gleiche Ernährung andere krank. Und diese blühen wieder auf, wenn Fleisch serviert wird. Daher mag dieser Rat als allgemeine Empfehlung betrachtet werden.

Achten Sie selbst darauf, was Ihr Körper jeweils benötigt. Spüren Sie in sich hinein. Je nach Tätigkeit oder Situation benötigt Ihr Organismus auch unterschiedliche Stoffe. Es macht einen Unterschied, ob Sie ein Buch schreiben oder sich auf einen Marathonlauf begeben wollen. Achten Sie selbst darauf, welche Nahrungsmittel Ihr Körper jeweils benötigt.

> Setzen Sie Ihre tägliche Nahrung aus den Gruppen 1 bis 6 zusammen.

Wichtige Ernährungsregeln auf einem Blick

- Achten Sie auf gesunde, nährstoffreiche Nahrung aus biologischem Anbau, die möglichst keine Zusatz- und Konservierungsstoffe enthält.
- Sorgen Sie für genügend Abwechslung im Speiseplan.
- Nehmen Sie sich Zeit für die Mahlzeiten und genießen Sie bewusst, ohne störende Begleitumstände. Kauen Sie sorgfältig!
- Trinken Sie ausreichend – anderthalb bis zwei Liter pro Tag – stilles Mineralwasser oder ungesüßte Kräutertees.
- Sorgen Sie für ausreichende und regelmäßige Bewegung. Dies baut Kalorien ab, reduziert Stresssymptome und bewirkt ein gutes Körpergefühl und Wohlbefinden.
- Eliminieren Sie krankmachende Stoffe und belastende Umweltfaktoren aus Ihrer Umgebung, soweit es möglich ist.

> **!** Trinken Sie während einer Gewichtsabnahme viel!

- Machen Sie sich bewusst, was Sie belastet und welche Lebensumstände und -einstellungen Sie durch übermäßige Nahrungsaufnahme kompensieren müssen.
- Beantworten Sie für sich die Frage, was Ihnen wirklich fehlt im Leben. Wird es Ihnen nicht gegeben oder können Sie es nicht annehmen?
- Gehen Sie liebevoll und aufmerksam mit sich um! Dann können andere Menschen dies auch tun.
- Haben Sie Geduld bei diesem Prozess und setzen sich nicht unter Druck.

Wie Sie Bachblüten in eine gesunde, leichte Ernährung integrieren

Hilfreiche Bachblüten während einer Diät

Wichtig: Finden Sie Ihre individuelle Mischung! Es gibt keine allgemeingültigen Empfehlungen. Jeder muss sich mit seiner Persönlichkeit auseinandersetzen und daraus die richtigen Bachblüten entwickeln. Hierzu habe ich Ihnen in den ersten Kapiteln Hilfestellungen gegeben. Es gibt jedoch Erfahrungswerte im Hinblick auf Bachblüten und Abnehmen.

Mit Chestnut Bud alte Essgewohnheiten über Bord werfen

Wenn Sie schon häufiger versucht haben, Ihre Essgewohnheiten und Ihre Einstellung zum Essen zu ändern, aber immer wieder in Ihre alten Muster zurückfallen, dann kann Sie Chestnut Bud dabei unterstützen, aus alten Fehlern und Erfahrungen zu lernen und Ihre Gewohnheiten nachhaltig zu ändern.

Gentian überbrückt emotionale Durststrecken

Sie stehen auf der Waage und haben immer noch kein Erfolgserlebnis? Plagen Sie sich vielleicht sogar mit Rückschlägen bei den

Bemühungen herum, die Pfunde purzeln zu lassen? Kein Wunder, dass Sie sich entmutigt oder sogar niedergeschlagen fühlen. Nehmen Sie in solchen Fällen die Bachblüte Gentian.

Wenn der Geduldsfaden zu reißen droht: Impatiens
Mit Crash-Diäten erreichen Sie keine langfristige Gewichtsabnahme, nur der Jo-Jo-Effekt wird sich mit Sicherheit einstellen. Verlieren Sie nur nicht die Geduld, wenn die Pölsterchen nur langsam schmelzen: Nehmen Sie Impatiens.

Crab Apple für ein gutes Selbstwertgefühl
Sind Sie unzufrieden mit Ihrer Optik? Es spielt keine Rolle, ob sie dick sind oder eigentlich Normalgewicht haben – für manche wird das Einhalten einer Diät fast zur Besessenheit. Wer wieder zufrieden mit sich und seinem Körper in den Spiegel schauen und sich wieder selbst respektieren will, fährt gut mit Crab Apple.

Hornbeam für den richtigen Drive
Wenn Sie zu den Menschen gehören, die zwar wissen, dass sie eigentlich abnehmen müssten, aber denen der Drive fehlt, auch damit anzufangen, ist Hornbeam das Richtige: Um Ihr Diät-Vorhaben nicht weiter auf die lange Bank zu schieben, machen Sie sich am besten seine mobilisierenden Eigenschaften zunutze.

> **!** Finden Sie Ihre individuelle Mischung! Es gibt keine allgemeingültigen Empfehlungen.

Wie Sie Bachblüten während eine Diät einsetzen

Wenn Sie die Bachblüten einnehmen, um abzunehmen, halten Sie sich am besten an meine Vorschläge im Kapitel „Einnahme" (S. 38). Während einer Diät ist es nicht nötig, etwas anders zu machen – hören Sie eher auf Ihr Gefühl.

Sollten Sie das Gefühl haben, vor oder bei einer bestimmten Esssituation die Kontrolle zu verlieren, können Sie die Blüten vorher zur Stärkung einnehmen, um beispielsweise Ihre Gier zu überwinden oder geduldiger und bewusster zu essen.

LECKERE REZEPTIDEEN

Mit leckeren Rezepten für jede Gelegenheit ernähren Sie sich genussvoll und ausgewogen. Die Gerichte machen anhaltend satt und unterstützen das ganzheitliche Abnehmen.

Frühstück

Buchweizen-Müsli mit Melone

Zutaten für zwei Personen

50 g Buchweizen
1 kleine Honigmelone
3 Pfirsiche
200 g Himbeeraufstrich

Zubereitung

Buchweizen in 175 ml Wasser 10 Minuten köcheln und 5 Minuten nachquellen lassen. Honigmelone mit einem Kugelausstecher zu kleinen Kügelchen ausstechen. Pfirsiche würfeln. Den gekochten Buchweizen mit dem Obst und Himbeeraufstrich vermischen und das Müsli gleich servieren.

Eine Portion enthält 287 Kilokalorien

Quinoa-Müsli mit Pfirsichmus

Zutaten für zwei Personen

80 g Quinoa
4 Pfirsiche
1 Banane
150 g Heidelbeeren
10 g Sonnenblumenkerne

Zubereitung

Quinoa in 280 ml Wasser 10 Minuten köcheln und 5 Minuten nachquellen lassen. 2 Pfirsiche entkernen und pürieren, die anderen beiden in kleine Stücke schneiden.
Banane in Scheiben schneiden. Sonnenblumenkerne kurz in der Panne rösten. Quinoa, Pfirsichpüree und Früchte miteinander vermischen, portionieren und das Müsli mit Sonnenblumenkernen garnieren.

Eine Portion enthält 323 Kilokalorien

Energiefrühstück

Zutaten für zwei Personen

2 Vollkornbrötchen
2 TL Butter
2 EL Honig
60 g Frischkäse, Rahmstufe
2 EL Kresse
2 Kiwis

Zubereitung

Die Vollkornbrötchen aufschneiden, zwei Hälften mit Butter und Honig bestreichen. Die anderen beiden Hälften mit Frischkäse bestreichen. Die Kresse waschen, trocknen und über dem Frischkäse verteilen. Die Kiwis halbieren und zu den Brötchen servieren.

Eine Portion enthält 346 Kilokalorien

Rührei mit Kresse und Schnittlauch

Zutaten für zwei Personen

4 Eier
4 EL Vollmilch
1 EL Kresse
2 EL Schnittlauchröllchen
Salz, Pfeffer
2 TL Öl

Zubereitung

Eier und Milch mit einem Schneebesen verquirlen. Die Eiermilch mit Kräutern, Salz und Pfeffer würzen. Das Öl in einer beschichteten Pfanne erhitzen, Eimasse in die Pfanne geben und kurz stocken lassen. Mit einem Pfannenwender verrühren, sobald das Ei vollständig gestockt ist. Sofort servieren.

Eine Portion enthält 254 Kilokalorien

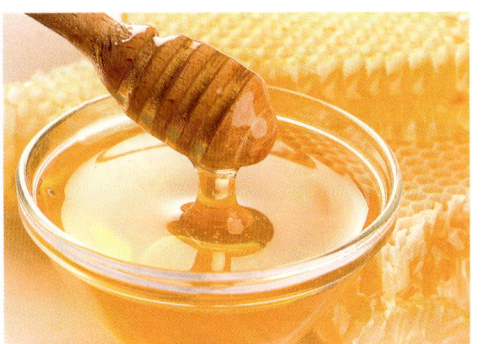
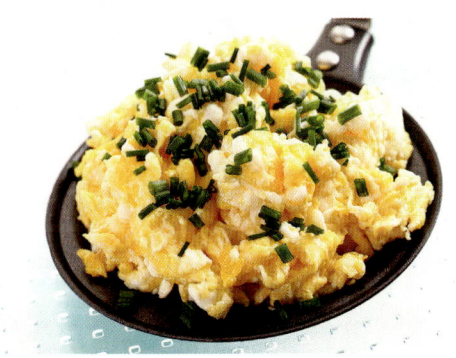

Schnittlauchbrötchen

Zutaten für 4 Brötchen
4 EL Magerquark
2 EL Öl
1 EL Milch
1 Ei
1 TL Salz
1 Bund Schnittlauch
125 g Weizenmehl, Type 550
¼ TL Backpulver
Mehl für die Arbeitsfläche

Zubereitung
Ofen auf 200 °C Ober- und Unterhitze vorheizen. Den Magerquark, das Öl, die Milch, das Ei und Salz in einer Schüssel gut miteinander verrühren.

Den Schnittlauch in feine Röllchen schneiden. Mit Mehl und Backpulver in die Schüssel geben und mit dem Knethaken des Handrührgerätes zu einem glatten Teig kneten. Den Teig zu einer Kugel formen und 20 Minuten in Folie gewickelt im Kühlschrank ruhen lassen.

Den Teig auf einer bemehlten Fläche mit den Händen gut durchkneten und in vier gleichgroße Stücke teilen. Brötchen daraus formen, auf ein Blech legen und im Ofen ca. 25 Minuten backen.

Ein Brötchen enthält 103 Kilokalorien

Hauptgerichte

Karottencremesuppe

Zutaten für zwei Personen
300 g Karotten
30 g Schmand
Gemüsebrühe
Kräutersalz
Koriander
Safranfäden
Petersilie, Schnittlauch, Dill

Zubereitung
Karotten raffeln. 250 g geraffelte Karotten in 500 ml Gemüsebrühe mit den Safranfäden ca. 5 Minuten köcheln und unter Zugabe von Schmand pürieren. Die Suppe mit den Gewürzen abschmecken, Kräuter und den Rest der Karotten roh untermischen.

Eine Portion enthält 74 Kilokalorien

Sommersalat mit gebratener Hähnchenbrust

Zutaten für zwei Personen

½ Kopfsalat

6 Cocktailtomaten

2 Scheiben Gouda, 45 % Fett i. Tr.

1 Hähnchenbrustfilet (ca. 150 g)

2 TL Öl

2 EL Naturjoghurt, 1,5 % Fett

2 TL Zitronensaft

2 TL Senf

Salz, Pfeffer

1 TL Schnittlauchröllchen

Zubereitung

Den Salat putzen, waschen und in mundgerechte Stücke zupfen. Die Tomaten waschen, trocknen, halbieren und den Stielansatz herausschneiden. Den Gouda in schmale Streifen schneiden. Das Hähnchenbrustfilet waschen, trocken tupfen, in schmale Streifen schneiden und pfeffern. Das Öl in einer beschichteten Pfanne erhitzen und die Hähnchenstreifen darin von allen Seiten goldbraun anbraten.

Aus Joghurt, Zitronensaft, Senf, Salz, Pfeffer und Schnittlauchröllchen ein Dressing herstellen. Die Salatzutaten auf zwei Tellern anrichten und mit Dressing beträufeln.

Ein Brötchen enthält 272 Kilokalorien

Lauch-Reis-Auflauf

Zutaten für zwei Personen

75 g Vollkornreis

170 ml Wasser

100 ml Milch

1 Ei

30 g Schmand

300 g Lauch

150 g Kürbis

Gemüsebrühe

Salz, Pfeffer

Petersilie

Zubereitung

Ofen auf 170 °C Ober- und Unterhitze vorheizen. Lauch in schmale Ringe schneiden, Kürbis fein würfeln. Den Reis im Wasser ca. 25 Minuten köcheln. Milch, Ei und Schmand mit dem Schneebesen verquirlen, die Soße mit den Gewürzen herzhaft abschmecken und mit dem Lauch und Kürbis unter den gekochten Reis mischen. Die Masse auf zwei kleine Auflaufformen (13–15 cm, alternativ eine größere Form) verteilen, fest andrücken und 45 Minuten im Ofen backen. Den Auflauf mit gehackter Petersilie bestreuen und heiß servieren.

Eine Portion enthält 308 Kilokalorien

Gemüsetoasts

Zutaten für 2 Personen
4 Vollkorntoasts
2 EL Frischkäse, fettreduziert
2 Tomaten
2 Basilikumzweige
½ TL Olivenöl
½ TL Balsamicoessig
Salz, Pfeffer
100 g Gurke
2 Dillzweige
½ TL Öl
½ TL Essig

Zubereitung
Die Toastbrote im Toaster goldgelb toasten. Abkühlen lassen und mit Frischkäse bestreichen.
Die Tomaten waschen, trocknen, halbieren, den Stielansatz entfernen und die Tomatenhälften in kleine Würfel schneiden. Das Basilikum waschen, trocken schütteln und die Blättchen in feine Streifen schneiden. Die Tomatenwürfel und Basilikumstreifen mit Rapsöl, Essig, Salz und Pfeffer vermischen.
Die Gurke waschen, trocknen und in schmale Streifen schneiden oder hobeln. Den Dill waschen, trocknen und die Blättchen fein hacken. Gurke und Dill mit Olivenöl, Essig, Salz und Pfeffer würzen.
Je zwei vorbereitete Toasts mit Tomatenmasse bestreichen, die restlichen Toasts mit Gurkenmasse bestreichen.

Eine Portion enthält 296 Kilokalorien

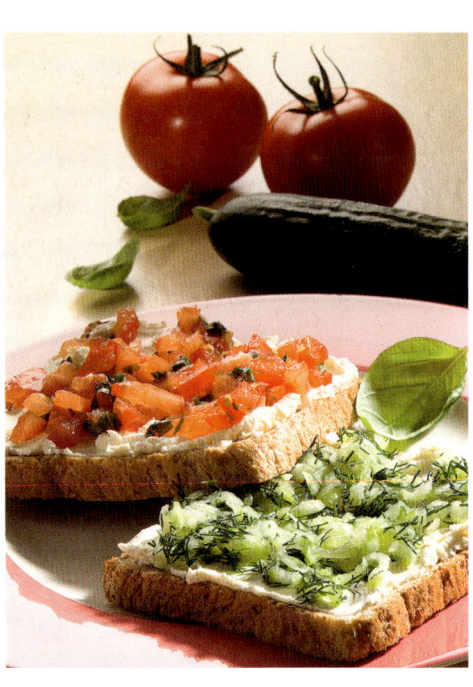

Schollenfilet mit Champignons

Zutaten für 2 Personen

2 Schollenfilets (à 130 g)
Zitronensaft
Salz, Pfeffer
3–4 Karotten
2 TL Zucker
2 TL Butter
200 g Champignons
gekörnte Gemüsebrühe
2 EL saure Sahne
½ Bund Schnittlauch
½ Bund glatte Petersilie

Zubereitung

Das Fischfilet mit dem Zitronensaft, etwas Salz und Pfeffer einreiben und ziehen lassen. Die Karotten und Champignons waschen, putzen und klein- bzw. feinblättrig schneiden.

In einer beschichteten Pfanne die Butter erhitzen, die Karotten und den Zucker dazugeben und unter Rühren andünsten. Mit gekörnter Brühe und grob gemahlenem Pfeffer würzen. Die Fischfilets und die Champignons auf das Gemüsebett setzen und abgedeckt bei geringer Temperatur 4–6 Minuten garen.

Nach Ende der Garzeit die Fischfilets herausnehmen und kurz warm stellen. Das Gemüse mit saurer Sahne und den gewaschenen, fein gehackten Kräutern verfeinern. Gegebenenfalls nochmals abschmecken.

Eine Portion enthält 272 Kilokalorien

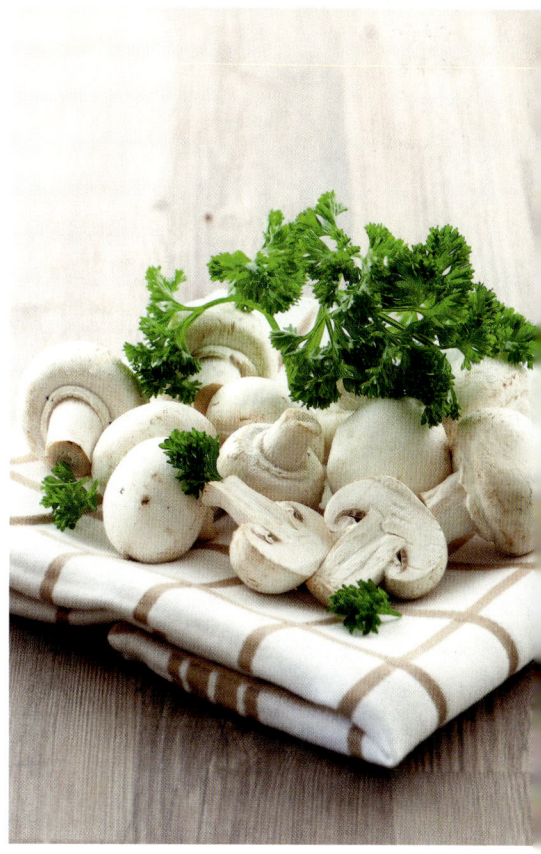

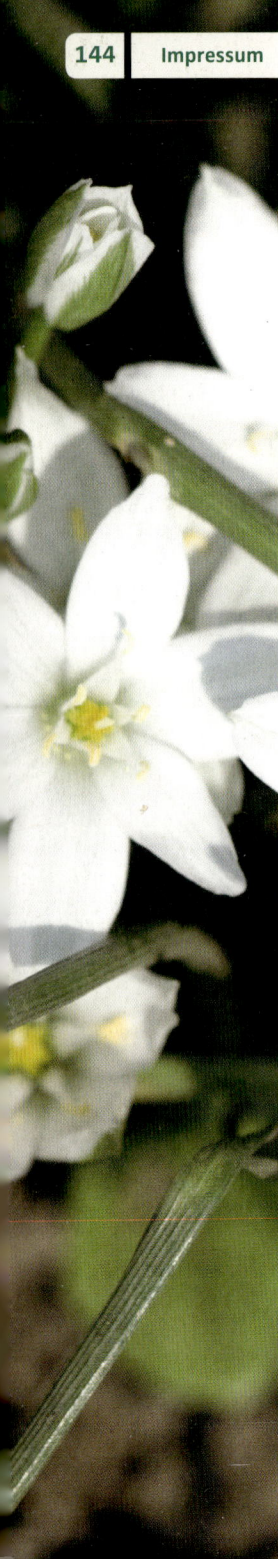

Impressum

Bibliografische Information der Deutschen Nationalbibliothek
Die Deutsche Nationalbibliothek verzeichnet diese Publikation in der deutschen Nationalbibliografie; detaillierte bibliografische Daten sind im Internet über http://dnb.ddb.de/ abrufbar.

ISBN 978-3-89993-621-6 (Print)
ISBN 978-3-8426-8353-2 (PDF)

Fotos:
Titelfoto: mauritius images
Fotolia.com: Arto: 11; Christian Stoll: 19; Vgstudio: 23; Pressmaster: 25; Flashpics: 31; FotoMike1976: 35; Schlierner: 37; Pulwey: 44; emer: 59; carballo: 60; Pink Badger: 64; Maslov Dmitry: 68; Susan McKenzie: 72; Alison Bowden: 73; Rüdiger Jahnke: 81; digi_dresden: 83; Valua Vitaly: 93; Robert Kneschke: 94/95; WavebreakMediaMicro: 126; Ovidiu Iordachi: 139 (links); Cogipix: 143
iStockphoto.com: Lisa Thornberg: 1; Frank Gärtner: 6/7; Sergey Chushkin: 45, 53; happyborder: 47; Natalja Polakova: 52; Michael Luhrenberg: 55; Missing35mm: 56; Nancy Nehring: 63; Norbert Bieberstein: 65; Roger Whiteway: 67; doubleus: 69; Varró István: 80; Giuseppe Lancia: 84; Ruud de Man: 86; stocknshares: 87; Ekspansio: 88; Kati Molin: 90; nicolas hansen: 98, 132/133; OGphoto: 102; Lise Gagne: 129; Varró István: 144
123rf.com: N.A. Planken-Kooij: 2/3; Darya Petrenko: 4; Vitaly Valua: 17; Nailia Schwarz: 26/27; Snowturtle: 42 /43; Robert Biedermann: 48; Law Alan: 50; Alexandr Makarov: 51; Inta Eihmane: 57; Olga Miltsova: 61; Karin Lau: 71; Dmitry Maslov: 74; Iurii Konoval: 75; Alison Bowden: 77; Florin Capilnean: 78; Dale Wagler: 82; Joanna Potok: 89; Denis Gagarin: 91; Jason Stitt: 107; Riverlim: 134
MEV-Verlag: 111, 139 (rechts)
Ingo Wandmacher: 142
www.imagines-plantarum.de: 79

© 2011 Schlütersche Verlagsgesellschaft mbH & Co. KG
Hans-Böckler-Allee 7, 30173 Hannover
www.schluetersche.de

Autor und Verlag haben dieses Buch sorgfältig geprüft.
Für eventuelle Fehler kann dennoch keine Gewähr übernommen werden.
Alle Rechte vorbehalten. Das Werk ist urheberrechtlich geschützt.
Jede Verwertung außerhalb der gesetzlich geregelten Fälle muss vom Verlag schriftlich genehmigt werden.

Lektorat: Linda Strehl, wort + tat, München
Layout: Groothuis, Lohfert, Consorten, Hamburg
Covergestaltung: Kerker + Baum Büro für Gestaltung, Hannover
Satz: Die Feder Konzeption vor dem Druck GmbH, Wetzlar
Druck und Bindung: Grafisches Centrum Cuno GmbH & Co. KG, Calbe
Hergestellt in Deutschland.